Judy Howard, John Ramsell

Guarire con i fiori di Bach

Judy Howard, John Ramsell

Guarire con i fiori di Bach

Guida pratica alla floriterapia

tecniche nuove

EDIZIONE ORIGINALE:
The Bach Flower Remedies - Step by Step

The Bach Flower Remedies - Questions & Answers

Pubblicati da The C.W. Daniel Company Limited, Gran Bretagna

EDIZIONE ITALIANA:
Traduzione dall'inglese di Loretta Colosio
Revisione di Anita Molino

Redazione: tel 0239090254 - 0239090257, fax 0239090255,
e-mail: libri@tecnichenuove.com
Vendite: tel. 0239090440, fax 0239090373,
e-mail: venditelibri@tecnichenuove.com
http://www.tecnichenuove.com

ISBN 978 88 481 1693 0

Questo volume è disponibile e acquistabile in versione e-book su *www.libridigitali.com*

Stampa: Fotoincisione Varesina, Varese
Finito di stampare nel mese di ottobre 2011
Printed in Italy

Prefazione

I rimedi scoperti sessant'anni fa dal dottor Edward Bach stanno ottenendo sempre più successo e ottimi risultati tra chi li usa, grazie anche alla semplicità con cui si individuano i disturbi e si somministrano i rimedi. Il dottor Bach era convinto che la salute di ognuno di noi dipendesse dal nostro modo di pensare, dai nostri sentimenti e dalle nostre emozioni. Salute significa infatti armonia, ritmo, capacità di pensare in modo positivo e costruttivo, con felicità, mentre la malattia, il suo contrario, è pensare in modo negativo e distruttivo, senza felicità. Obiettivo del dottor Bach era "curare il paziente e non la sua malattia", perché una volta superati i pensieri negativi anche l'organismo si sarebbe ripreso. Così si rivolse alla natura e ai fiori, poiché è proprio dalla natura che si trae la forza vitale che ci aiuta a uscire dallo sconforto.
Edward Bach era dotato di una sensibilità straordinaria, amava camminare nei parchi e nei boschi del Galles e toccare con la mano o semplicemente mettersi in bocca un fiore per provarne su di sé le proprietà curative. In questo modo scoprì 38 fiori per combattere i 38 stati d'animo negativi in cui l'uomo può trovarsi e che sono all'origine di ogni malattia. Il dottor Bach divise i 38 rimedi in 7 gruppi: quelli contro la paura, l'incertezza, la solitudine, l'ipersensibilità, l'apatia, lo scoraggiamento o la disperazione, la cura eccessiva per il benessere degli altri. I 38 rimedi costituiscono un sistema terapeutico completo e ogni pianta è stata scelta per la sua proprietà principale: la capacità di guarire la mente.
Quest'opera si compone di due volumi pubblicati in Inghilterra a cura dei collaboratori del Bach Centre di Mount Vernon. Il primo volume, *The Bach Flower Remedies. Step by Step* di Judy Howard, è una guida completa alla prescrizione dei rimedi e alla floriterapia. È consigliabile ai principianti, ma è utile anche a chi già conosce il metodo Bach perché offre una presentazione sistematica e precisa dell'argomento. Il lettore troverà un'ampia descrizione dei rimedi "tipologici", le indicazioni necessarie per somministrarli ai bambini, agli animali e alle piante e, inoltre, le istruzioni per la preparazione e la posologia.
Il secondo volume, *Questions & Answers* di John Ramsell, anch'esso a cura del Bach Centre, risponde a tutte le possibili domande sul metodo del dottor Bach,

da come si pronuncia il suo nome a come si sterilizzano le boccette in cui si conservano i rimedi. Inoltre mette a disposizione del lettore una gran quantità di informazioni sui principi del metodo Bach (tra le più interessanti: l'analisi comparata dei vari rimedi, le terapie per gli alcolisti, le donne incinte e i neonati), sottolinea le differenze con altri metodi terapeutici e riporta numerose testimonianze dei più stretti collaboratori del dottor Bach.
Curarsi con il metodo Bach significa assumere un punto di vista completamente diverso rispetto a tutti gli altri tipi di medicina. Quella ufficiale, per esempio, cura i sintomi e le malattie, e anche l'omeopatia, per quanto si fondi su una concezione olistica, tiene conto dei sintomi. Il metodo Bach, invece, si concentra totalmente sulla personalità e sulle emozioni del paziente.
Come spiega il dottor Bach nel suo *The Twelve Healers & Other Remedies* (trad. it. *I dodici guaritori e altri rimedi*, Ipsa, Palermo, 1989): "Essendo la parte più sensibile e delicata del nostro corpo, la mente rivela l'insorgere e il decorso della malattia molto più chiaramente del resto dell'organismo; lo stato d'animo, quindi, è la guida che ci indica quale rimedio o rimedi siano necessari".
Una delle principali virtù dei rimedi di Bach è la loro assoluta semplicità che molti, tuttavia, hanno difficoltà ad accettare. Egli ha infatti presentato i suoi fiori e la descrizione dei corrispondenti stati d'animo in modo che chiunque, quale che sia il grado d'istruzione o la condizione sociale, possa capire perfettamente le sue scoperte e (cosa forse ancora più importante) scegliere i rimedi senza temere conseguenze negative. I fiori soddisfano una necessità proprio come il cibo calma la fame.
Come diceva il dottor Bach: "Voglio renderlo (il metodo) semplice semplice: quando ho fame, vado nell'orto e raccolgo un cespo di lattuga; quando sono spaventato e malato, prendo una dose di *Mimulus* o di qualche altro rimedio a seconda dei casi".
Visti in quest'ottica – e secondo la definizione del loro scopritore – i fiori di Bach si presentano come "la medicina del futuro", grazie alla quale ogni uomo diventa in grado di "guarire se stesso".

Anita Molino

Indice

Introduzione

Non posso pensare ad altro miglior modo di presentare i rimedi del dottor Bach se non citando le parole della sua fedele compagna e capace assistente, Nora Weeks, che ha dedicato la sua vita al lavoro di questo grande medico sposandone i principi, tra i quali il più importante è senza dubbio la semplicità. Riportiamo qui di seguito un brano estratto da una presentazione di molti anni fa in cui l'opera del dottor Bach è illustrata con sagacia dalla persona che la conosceva meglio.

"Vorrei che per la prossima mezz'ora volgeste i vostri pensieri a quello che è forse il più rivoluzionario dei principi scoperti dal dottor Bach: l'obiettivo del medico non è curare un corpo malato, ma una persona malata, poiché la salute di ognuno di noi dipende dal nostro modo di pensare, dai nostri sentimenti e dalle nostre emozioni.
Salute significa infatti armonia, ritmo, capacità di pensare in modo positivo e costruttivo, con felicità, mentre il suo contrario, la malattia, è pensare in modo negativo e distruttivo, senza felicità.
Tale infatti è il potere del pensiero dell'uomo sul suo corpo che, in effetti, è soltanto il veicolo, il mezzo con il quale egli compie il suo viaggio sulla Terra.
Molti di voi probabilmente non sanno nulla dei rimedi del dottor Bach; per spiegare di cosa si tratta vorrei innanzitutto parlare del dottor Bach e di come ha messo a punto il metodo e i rimedi estratti dai fiori per cui è diventato famoso.
La sua famiglia era originaria del Galles e il loro cognome è quindi Bach, ma dato che i colleghi dell'eminente floriterapeuta lo hanno sempre chiamato 'Batch', anche noi abbiamo sempre fatto altrettanto. Dopo aver studiato ed essersi diplomato allo University College Hospital, Edward Bach conseguì il Diploma of Public Health (DPH) * a Cambridge nei primi anni di questo se-

* È stato più volte chiesto di spiegare il significato delle sigle che si accompagnano al nome del dottor Bach: LRCP, Licentiate of the Royal College of Physicians; MRCS, Member of the Royal College of Surgeons; MB, Bachelor of Medicine; BS, Bachelor of Surgery; DPH, Diploma of Public Health.

colo. Era uno studente di medicina piuttosto insolito, perché ben presto rivelò più interesse per i pazienti che per le loro malattie: si sedeva a loro capezzale e li faceva parlare. Scopriva così la vera causa del loro malessere: la donna che soffriva di asma acuta, per esempio, era una persona molto spaventata, come seppe quando gli raccontò che il suo unico figlio si era trasferito tre mesi prima nell'Inghilterra settentrionale, per ragioni di lavoro, e da allora non aveva più dato notizie. La donna temeva che fosse rimasto vittima di un incidente o che fosse addirittura morto, ma, quando un giorno il figlio andò a farle visita e le disse di aver trovato un nuovo posto di lavoro vicino a casa, cominciò a migliorare e nel giro di *pochi giorni* guarì completamente: non aveva più bisogno di trattenere il respiro per suo figlio.

L'uomo a cui era stata diagnostica un'ulcera duodenale aveva molte preoccupazioni: era stato licenziato, sua moglie non era in grado di lavorare e doveva mantenere due figli, ma quando poté riprendere la sua attività originaria guarì completamente. Oggi è ormai assodato che lo stress e le preoccupazioni sono le cause principali dell'ulcera gastrica e duodenale, ma allora era un concetto del tutto nuovo.

Il dottor Bach cominciò a pensare che curare i sintomi di per sé non era sufficiente: poiché il corpo è uno specchio che riflette i pensieri della mente, è il malato stesso ad avere bisogno di cure per superare le sue angosce, le sue preoccupazioni e la sua disperazione. Si rese conto che era necessario mettere a punto un metodo pratico, perché le parole non bastavano e non era molto utile dire a un uomo preoccupato: 'Non angosciarti, cerca di essere sereno'.

Il neomedico voleva però verificare la validità di altri metodi della medicina ufficiale e si specializzò in batteriologia. Divenne famoso per il suo lavoro di ricerca in questo campo, ma non ne fu soddisfatto. Anche così, infatti, si limitava a curare l'organismo, non la persona, e non gli piaceva iniettare i germi della malattia nel corpo umano. Quegli anni, tuttavia, non furono sprecati perché continuò a studiare pazienti e amici – chiunque incontrasse – e a osservarne le reazioni agli eventi della vita quotidiana, durante il lavoro e il riposo, nella salute e nella malattia, acquisendo così una conoscenza della natura umana che in seguito gli sarebbe stata molto preziosa.

Allora ebbe i primi contatti con l'omeopatia e scoprì con molto entusiasmo che secondo Hahnemann, l'ideatore di questo metodo di cura, 'il paziente è il fattore più importante nella guarigione' e che i rimedi omeopatici erano prescritti non solo in base ai sintomi, ma anche alla personalità e alle idiosincrasie del paziente.

Fu così che il dottor Bach lavorò per qualche tempo nei laboratori del Royal London Homeopathic Hospital dedicandosi al rapporto tra tossicemia e malattie croniche. Ne parlerò brevemente, perché i risultati di queste ricerche lo misero sulla strada che lo avrebbe portato a mettere a punto il suo nuovo metodo.

Egli riuscì a isolare sette gruppi di batteri che compongono la flora batterica dell'intestino e, applicando i metodi dell'omeopatia, preparò sette nosodi da somministrare ai pazienti per via orale allo scopo di pulire e purificare il tratto intestinale. Questi preparati, divenuti famosi come *i sette nosodi di Bach*, ebbero un grande successo e continuano ad averne ancora oggi.
Qualche tempo dopo fece una scoperta molto importante e significativa: tutti i pazienti che presentavano uguali caratteristiche a livello emotivo traevano beneficio dalla somministrazione dello stesso nosodo, indipendentemente dai disturbi di cui soffrivano. Così, sebbene presentassero sintomi diversi, tutti coloro che erano soggetti a eccessi di emotività o ad aberrazione mentale avevano bisogno dello stesso nosodo, come tutti i pazienti nervosi o apprensivi.
Da quel momento in poi il dottor Bach prescrisse i suoi nosodi solo in base alle caratteristiche emotivo-temperamentali dei suoi pazienti: non erano necessarie né visite mediche, né esami di laboratorio, si poteva incominciare la cura immediatamente e i risultati erano eccellenti.
Ciò confermò ulteriormente la sua ipotesi: le malattie non avevano origini fisiologiche ma erano, per usare le sue parole, 'il consolidamento di un atteggiamento mentale'.
Dopo queste scoperte il dottor Bach decise di dedicare il suo tempo e la sua vita alla ricerca dei rimedi che avrebbero aiutato il malato a staccarsi dai suoi pensieri di infelicità e che, certamente, avrebbe potuto trovare nelle piante e negli alberi perché il Creatore ha dotato la natura di tutto ciò di cui abbiamo bisogno.
Egli conosceva già il principio del nuovo metodo di cura: 'Curare il paziente e non la sua malattia' perché, una volta superati i pensieri negativi, anche l'organismo si sarebbe ripreso.
Così nel 1930, senza la minima esitazione, lasciò il suo lavoro presso l'ospedale londinese e si trasferì in campagna. In tutti gli anni durante i quali aveva esercitato la professione medica aveva cercato di dimostrare scientificamente le sue scoperte, ma adesso in lui era intervenuto un cambiamento: la sensibilità del suo corpo e della sua mente si era acuita enormemente.
Prima di scoprire le proprietà benefiche di un certo fiore, cadeva nello stato d'animo negativo contro il quale esso era efficace e soffriva di disturbi molto forti. Allora girovagava per prati e viottoli fino a quando trovava o era indotto a trovare il fiore che gli avrebbe restituito pace e serenità e che avrebbe eliminato nel giro di breve tempo i suoi disturbi.
In questo modo scoprì 38 fiori per combattere i 38 stati d'animo negativi in cui l'uomo può trovarsi e che spesso sono la vera causa – psicosomatica – dell'alterazione dell'equilibrio psico-fisico di una persona. A parte tre eccezioni, si tratta di semplici piante selvatiche – non tossiche – che crescono dovunque in campagna e delle quali preferì utilizzare soltanto l'infiorescenza, perché cresce al di fuori della terra, a contatto con l'aria e la luce del sole e contiene

il seme embrionale che continuerà la vita della pianta. Molte di queste piante sono note a tutti: *Gorse* (ginestrone), *Heather* (brentolo), *Honeysuckle* (caprifoglio), *Wild Rose* (rosa canina), *Chicory* (cicoria selvatica) e *Agrimony* (eupatoria); a esse si aggiungono i fiori di alcuni alberi molto diffusi: *Oak* (quercia), *Beech* (faggio), *Willow* (salice giallo) e *Larch* (larice).
Il dottor Bach divise i 38 rimedi in 7 gruppi: contro la paura, contro l'indecisione e l'incertezza, contro la solitudine, contro la tendenza a nutrire scarso interesse per gli eventi del presente, contro la disperazione e lo sconforto, contro la tendenza a farsi eccessivamente influenzare da idee e personalità estranee e contro la tendenza a preoccuparsi eccessivamente per il benessere degli altri.
Nel suo libro *I dodici guaritori e altri rimedi*, l'esimio medico descrive con semplicità e chiarezza lo stato d'animo che ognuno di questi rimedi è in grado di combattere" (Nora Weeks, 1973).

La biografia del dottor Bach è narrata nel volume *The Medical Discoveries of Edward Bach Physician* di Nora Weeks, una splendida descrizione della sua carriera, della sua ricerca e, infine, della scoperta delle proprietà terapeutiche di alcune piante che sono divenute famose in tutto il mondo come "i fiori di Bach".
I 38 rimedi costituiscono un sistema terapeutico completo e ognuno di essi è stato scelto per la sua proprietà principale: la capacità di guarire la mente. Le piante commestibili e i preparati a base di altre erbe hanno un loro specifico campo di impiego e il dottor Bach, nella sua ricerca di un metodo chiaro e pulito, non se ne occupò.
Alcuni si sono chiesti se avrebbe aggiunto altri rimedi, nel caso fosse vissuto più a lungo: in realtà non l'avrebbe fatto, perché questi 38 coprono ogni possibile stato d'animo negativo. Prima di morire, infatti, il dottor Bach dichiarò che il suo lavoro di ricerca era completo e, quando lo affidò ai suoi fedeli collaboratori, chiese loro di non apportarvi alcuna modifica.
Così, sebbene i ritmi frenetici e i continui cambiamenti della società moderna mettano a dura prova la natura dell'uomo, essa rimane inalterata e, per quanto oggi si debbano affrontare problemi diversi da quelli dell'epoca del dottor Bach, il nostro patrimonio emotivo, quello che conta veramente, rimane immutato nonostante il variare dell'ambiente circostante. La paura di ammalarsi di Aids o di cancro non è molto diversa dalla paura della difterite e del vaiolo che allora mietevano molte vittime, come oggi i tumori e il virus Hiv. I rimedi del dottor Bach curano la mente, la personalità e il temperamento del malato, più che la malattia; ciò che conta, quindi, è la *paura*, non il vaiolo o l'Aids.

Mount Vernon – una piccola casa e un giardino all'apparenza modesti, situa-

ti in un pittoresco paesino accoccolato nella valle del Tamigi, a circa dieci miglia a sud di Oxford – è il luogo, noto in tutto il mondo come "Bach Centre", in cui il dottor Bach visse e lavorò negli ultimi anni della sua vita, completando e perfezionando la sua grande scoperta.
Collaboratori del dottor Bach, all'epoca, erano Nora Weeks e Victor Bullen, che dedicarono tutta la loro vita all'opera e alle scoperte dell'amato maestro. Nora, una radiologa che si era trovata spesso a lavorare per il dottor Bach nel corso dell'una o dell'altra visita all'ospedale di Londra, era talmente affascinata dalla sua grande sensibilità e dal suo sincero desiderio di guarire e aiutare i pazienti, che si sorprese ad abbandonare senza alcun rimpianto l'attività di radiologa e ad accettare di seguirlo nella ricerca delle proprietà terapeutiche racchiuse nel cuore stesso della natura, per la quale anche egli stesso, peraltro, aveva lasciato il redditizio studio medico di Harley Street di cui era titolare.
Nora assistette in prima persona alle scoperte del dottor Bach, dimostrando di essere non solo il suo braccio destro, ma anche la fedele compagna che gli fu vicina negli ultimi quattro anni della sua vita, durante i quali il fondatore della floriterapia sviluppò una non comune sensibilità. Con la sua assoluta dedizione e il suo rispetto, divenne la vera spina dorsale dell'opera del grande medico, perché senza la collaborazione e comprensione di Nora egli probabilmente non sarebbe riuscito a portarla a termine, a causa delle grandi sofferenza fisiche e psichiche che gli procurava. Il dottor Bach lasciò a lei la responsabilità di tutto il suo lavoro quando le disse: "Ho quasi completato la mia opera e non starò più con voi per molto tempo ancora." Infatti morì, nel novembre 1936, quando aveva appena portato a compimento le sue ricerche e chiese a Nora di fare in modo che i 38 rimedi rimanessero intatti.
Per oltre quarant'anni, con l'aiuto del dottor Bullen, Nora continuò a preparare i rimedi scoperti dal suo maestro, mantenendoli puri e semplici come li voleva il dottor Bach e proteggendone i principi dalle influenze di quanti avrebbero voluto modificarli.
Nora morì nel 1978, due anni dopo Victor. A loro succedettero gli attuali curatori, che continuano a occuparsi dell'opera del dottor Bach con lo stesso spirito e la stessa dedizione.
Il Bach Centre non ha mai fatto ricorso alla pubblicità, nemmeno in questi ultimi anni, ma l'accresciuto interesse del pubblico per la floriterapia ha reso necessaria la creazione di una rete di distribuzione che coprisse i diversi paesi. Non è più possibile – tranne che in Gran Bretagna – inviare le boccette una per una in ogni parte del mondo, come si faceva un tempo in risposta alle diverse richieste. Al Bach Centre, tuttavia, si può rivolgere chiunque desideri ulteriori informazioni o assistenza, perché le Tinture Madre vengono ancora preparate con i fiori raccolti nelle zone scoperte dal dottor Bach. Il Bach Centre è infatti l'ente più competente in materia e chi lo desiderasse può essere

ricevuto su appuntamento per fare una chiacchierata e ricevere delucidazioni (se richieste) sull'opera e la vita del dottor Bach o per vedere i mobili costruiti a mano dal grande floriterapeuta o, ancora, semplicemente per "respirare" l'atmosfera del piccolo ambulatorio in cui riceveva i suoi pazienti.
Il Bach Centre – Mount Vernon – può essere paragonato a una quercia ben salda che sarà sempre il punto di riferimento del dono fatto al mondo da un grande uomo. Nel corso degli anni qualche rametto è stato trapiantato qua e là, nella speranza di dar vita ad alberi altrettanto forti, ma senza alcun risultato: l'opera del dottor Bach ha radici troppo profonde e ancorate nella sofferenza psichica e fisica per poter essere facilmente emulata.

Postscriptum. Sebbene nel corso di questi ultimi anni si siano verificati molti eventi, vien fatto di chiedersi se il tempo sia passato veramente, perché nulla è cambiato al Bach Centre, sia nell'aspetto, sia nell'arredamento, sia nelle attività che vi si svolgono.
Ci si dedica anima e corpo ai principi del dottor Bach e per le prestazioni non è richiesto denaro: le visite (la maggior parte di esse dura da una a due ore) sono gratuite, così come lo sono anche i rimedi, almeno per gli anziani e per coloro che non possono permettersi di pagare. Nemmeno per i seminari della durata di un giorno (che comprendono anche un rinfresco) viene richiesto un onorario. Il centro, infatti, ha ottenuto lo statuto di "Charitable Trust" (una definizione più o meno corrispondente alla nostra "Organizzazione senza fini di lucro", *N.d.T.*), che include anche Mount Vernon: ciò significa che la casetta e il giardino rimarranno (come volevano i successori del dottor Bach) la sede del Bach Centre. L'organizzazione intende finanziarsi con fondi propri e conta a tal fine anche sulla gratitudine di coloro che hanno tratto giovamento – e sono sempre di più – dalle scoperte del dottor Bach.

Il rimedi del dottor Bach, la cui scoperta fu ufficializzata nel 1936, costituiscono una terapia di sostegno, ed essendosi dimostrati validi ed efficaci per più di cinquant'anni (senza che nessuno abbia mai lamentato conseguenze dannose) sono ora richiesti in tutto il mondo.
Essi non rappresentano più, perciò, solo un'alternativa o un elemento interferente nella medicina, ma una sua parte integrante, e sono considerati una valida terapia complementare a supporto delle varie forme di trattamento medico (compresa l'allopatia). Al Bach Centre si rivolgono medici di base e specialisti, veterinari, dentisti, chiroterapisti, psicoterapisti e così via, per avere i rimedi che ritengono utili ad alcuni loro pazienti o che usano a complemento delle terapie primarie. Tutti costoro hanno saputo da altri dell'efficacia del metodo e, dopo averlo sperimentato, constatano di persona che esso agisce efficacemente su determinati aspetti della personalità di cui normalmente non si tiene conto nella diagnosi – l'odio, l'invidia, la gelosia, il senso di col-

pa, l'arroganza, l'intolleranza, l'impazienza, l'eccessiva remissività, l'indecisione, la rigidità mentale, l'orgoglio, l'apatia, la tendenza a tiranneggiare gli altri, l'autocommiserazione ecc. – senza provocare effetti collaterali o assuefazione. Avendo effetti benefici o, comunque, non provocando reazioni negative, possono essere somministrati a persone di tutte le età e persino ad animali e piante.

I rimedi originali del dottor Bach si riconoscono dalla presenza della firma *"Bach"* sull'etichetta. Tutti gli altri sono imitazioni, anche quando sull'etichetta si sostiene che sono *uguali* o *simili* o preparati con lo stesso metodo o, ancora, in qualche modo legati alle scoperte del dottor Bach.

Prima parte

Guida completa ai rimedi floreali di Bach

1
I 38 rimedi

Il dottor Bach voleva che i suoi rimedi fossero semplici da impiegare e che tutti potessero capire come e quando usarli. Egli diceva infatti:
"Questo metodo di cura è stato messo a punto e reso pubblico perché tutti possano servirsene per combattere le malattie o per mantenersi forti e in buona salute. La sua applicazione non richiede nessuna particolare preparazione; sono necessarie sono alcune semplici nozioni e un po' di comprensione della natura umana, che gran parte di noi hanno".
La semplicità era la sua parola d'ordine e fu con questo obiettivo che scrisse *I dodici guaritori e altri rimedi*, in cui descrive con chiarezza e semplicità l'effetto di ogni rimedio contro il particolare stato d'animo per il quale è stato preparato. Poiché fu dato alle stampe quando il metodo di cura era già completo e sperimentato, questo è il libro più importante per conoscere i fiori di Bach.
Come si è precedentemente anticipato, i 38 rimedi sono suddivisi in 7 gruppi:

1. Contro la paura (*Rock Rose, Mimulus, Cherry Plum, Aspen, Red Chestnut*).
2. Contro l'indecisione (*Cerato, Scleranthus, Gentian, Gorse, Hornbeam, Wild Oat*).
3. Contro la tendenza ad avere un insufficiente interesse per gli avvenimenti del presente (*Clematis, Honeysuckle, Wild Rose, Olive, White Chestnut, Mustard, Chestnut Bud*).
4. Contro la solitudine (*Water Violet, Impatiens, Heather*).
5. Contro la tendenza a lasciarsi eccessivamente influenzare da idee e personalità estranee (*Agrimony, Centaury, Walnut, Holly*).
6. Contro lo sconforto e la disperazione (*Larch, Pine, Elm, Sweet Chestnut, Star of Bethlehem, Willow, Oak, Crab Apple*).
7. Contro la tendenza a preoccuparsi eccessivamente per il benessere degli altri (*Chicory, Vervain, Vine, Beech, Rock Water*).

Segue ora la descrizione dei 38 rimedi che, per facilità di consultazione, sono riportati in ordine alfabetico secondo l'originale denominazione inglese, cui seguono quelle in latino e in italiano.

1. Agrimony - *Agrimonia eupatoria* - Eupatoria

È consigliata a coloro che mascherano il proprio vero stato d'animo dietro un'espressione perennemente lieta, a persone, cioè, apparentemente allegre e felici, spesso vivaci, che però nascondono a tutti ansie e paure e che, con un'osservazione a metà tra il serio e il faceto, mettono da parte dolore, preoccupazioni e malattia fingendo che tutto vada bene. La loro sofferenza interiore a volte può trasformarsi in una vera e propria tortura, anche se cercano di mantenere il sorriso sulle labbra. Nascondersi dietro questa maschera, però, non fa che aggravare i loro problemi. Il rimedio a base di *Agrimony* li aiuta, quando sono in difficoltà, a rilassarsi dentro di sé, a sdrammatizzare i propri problemi e a parlarne, se necessario, con altri.

2. Aspen - *Populus tremula* - Pioppo tremolo

Definito tremolo per lo scintillio e il frusciare delle sue foglie nella brezza, il pioppo tremolo è l'albero da cui si estrae il rimedio contro la paura, non la paura di ciò che si conosce – contro di essa si consiglia *Mimulus* – ma quella dell'ignoto, che può essere molto fastidiosa e generare in chi ne soffre una sorta di panico senza apparenti motivi. A questo stato d'animo si accompagnano l'apprensione, l'ansia per il futuro e il pessimismo. Se, a chi ne soffre, si chiede di cosa abbia paura, non si ottiene alcuna risposta precisa.

3. Beech - *Fagus silvatica* - Faggio

È consigliato a coloro che hanno difficoltà a capire le idiosincrasie degli altri e che criticano, a volte pesantemente, il comportamento di coloro che considerano stupidi, miopi o ignoranti. Intolleranti e poco comprensivi, sebbene si ritengano perfezionisti, non capiscono che anche le altre persone possono avere convinzioni molto radicate e quindi anche buoni motivi per comportarsi in un determinato modo. Non sempre, comunque, sono sinceri ed espliciti: al contrario, spesso possono apparire molto calmi e pazienti, anche se dentro di sé ribollono di irritazione. *Beech* li aiuta a mettersi nei panni degli altri e a essere più tolleranti.

4. Centaury - *Centaurium umbellatum* - Cacciafebbre

È il rimedio che dà forza a quelle persone che hanno difficoltà a difendersi, che sono molto gentili e disponili, sempre desiderose di aiutare o di rendersi

utili. Non sanno dire di no perché non vorrebbero abbandonare nessuno al proprio destino e, per questo loro carattere, sono facilmente manipolati e dominati da altri o cadono vittime di personalità più forti che potrebbero approfittare della loro gentilezza. A volte si sfiniscono per l'eccessivo lavoro e tendono a disprezzarsi per la loro debolezza. *Centaury* li aiuta ad avere una certa fermezza, quando è necessaria, senza tuttavia dover rinunciare all'innata gentilezza e a conquistare il rispetto di chi li conosce.
Il dottor Bach ha descritto molto bene il carattere di queste persone con un breve monologo: "Sono un debole, sì, so di esserlo, ma perché? Perché ho imparato a odiare la forza, il potere e il dominio e se eccedo forse in gentilezza, perdonatemi, perché è solo una conseguenza del dispiacere che provo all'idea di ferire gli altri. Presto comunque imparerò a trovare il giusto equilibrio tra non soffrire e non far soffrire. Ma per ora preferirei dover soffrire, piuttosto che causare un attimo di dolore a un mio simile".

5. Cerato - *Ceratostigma willmottiana* - Cerato

È consigliato a coloro che non hanno fiducia nelle proprie capacità di giudizio: quando prendono una decisione, la mettono subito in dubbio e, per sentirsi rassicurati, spesso chiedono consigli agli altri. Purtroppo, però, possono lasciarsi influenzare eccessivamente dai pensieri e dalle idee di coloro cui chiedono un'opinione e prendere la decisione sbagliata. Spesso si ritrovano a dire: "Lo sapevo! Avrei dovuto fare così e così"; oppure a chiedere un parere a ogni amico domandando in continuazione: "Cosa devo fare? Cosa faresti se fossi nei miei panni?" e poi, dopo aver ascoltato tutti, finiscono ancora per fare quello che volevano! Le persone di questo tipo sprecano talmente tanto tempo lambiccandosi sui propri dilemmi che possono perdere molte buone opportunità. Non soffrono di quell'indecisione, per cui è consigliato *Scleranthus,* che di solito rimane inespressa, ma sentono la necessità di confrontarsi con le opinioni altrui per far chiarezza sulle loro. Sono diversi anche dal tipo *Larch* perché, una volta presa una decisione, hanno la forza necessaria per attuarla, spesso con successo, invece di esitare e lasciarsi sfuggire le occasioni come accade a questi ultimi, che sentono il peso della propria timidezza.

6. Cherry Plum - *Prunus cerasifera* - Mirabolano

È consigliato contro la disperata paura dei cedimenti della mente, per la follia che si accompagna all'impulso di far male a se stessi o agli altri. È adatto a coloro che pensano spesso al suicidio, magari dopo un periodo di angoscia e depressione, che sono sull'orlo di un esaurimento nervoso o che sentono di essere sul punto di impazzire. Questo rimedio può essere utile anche nei casi in cui lo stato d'animo appena descritto sopravviene improvvisamente ed è indicato per coloro che non sanno controllare gli impulsi emotivi, gli improvvisi – e insoliti – eccessi di collera o violenza e le crisi isteriche. Per questo motivo è un componente del "Rescue Remedy" (vedere pag. 19).

7. Chestnut Bud - *Aesculus hippocastanum* - Ippocastano (bocciolo)

Dalle gemme dell'ippocastano, che diventano appiccicose quando sono prossime alla maturazione, si estrae il rimedio consigliato a coloro che non imparano nulla dalle lezioni che la vita impartisce prima o poi a tutti e che, anche trovandosi nella stessa situazione per la seconda o la terza volta, non sanno attingere alle esperienze precedenti e continuano a ripetere lo stesso errore. *Chestnut Bud* aiuta costoro a far tesoro degli errori commessi in passato e a non doversi affliggere per aver commesso lo stesso sbaglio più volte.

8. Chicory - *Cichorium intybus* - Cicoria selvatica

È il rimedio consigliato ai tipi "materni", persone molto care e gentili che però hanno la tendenza a esagerare e a essere iperprotettivi. Sono al settimo cielo quando si sentono necessari e hanno l'occasione di organizzare e aiutare l'intera famiglia, ma quando si lasciano prendere la mano possono risultare soffocanti per coloro cui si dedicano con tanto zelo, nel qual caso, anziché ridurre le attenzioni, le aumentano diventando addirittura egoisti e possessivi, tendendo a sentirsi rifiutati, a diventare permalosi e lamentandosi in continuazione di "non essere amati da nessuno". *Chicory* li aiuta a non eccedere, ad amare e consigliare le persone care senza chiedere in cambio amore e attenzione. È utile anche per i bambini eccessivamente attaccati alle gonne della mamma, che vorrebbero per sé un'attenzione costante e che diventano possessivi nei confronti dei giocattoli e degli amici.

9. Clematis - *Clematis vitalba* - Vitalba

È consigliato per coloro che sono dotati di un certo estro creativo e artistico e a cui piace avere qualcosa su cui fantasticare. Le persone di questo tipo possono avere uno scarso interesse per il presente, perché la loro mente è troppo assorbita dai sogni e dalle speranze per il futuro, e rischiano di essere distratti e di apparire immersi in un loro mondo, dimentichi di quanto succede al di fuori di esso. Spesso hanno difficoltà a concentrarsi e tendono ad annoiarsi facilmente se la conversazione o l'evento di cui sono parte non è abbastanza dinamico da trattenere la loro attenzione; tendono a sentire senza ascoltare veramente, a vedere senza guardare e spesso dimenticano cosa stanno dicendo o cosa viene detto loro. *Clematis* deve essere somministrato ogni qualvolta si presenta questo stato d'animo ed è utile anche per chi tende a rifugiarsi in un sonnacchioso mondo fantastico (come il topolino di Alice nel Paese delle Meraviglie). È indicato, perciò, anche nei casi di svenimento o di senso di svenimento e in quelli di confusione mentale, motivo per cui è incluso nel "Rescue Remedy" (vedere pag. 19).

10. Crab Apple - *Malus pumila* - Melo ornamentale

È conosciuto come il "rimedio purificante" ed è consigliato a coloro che sentono di essersi "sporcati", per esempio venendo in contatto con una malattia, con l'inquinamento, con un oggetto sporco o con materiale infetto. Queste persone si sentono impure e desiderano intensamente liberarsi del "veleno". In alcuni casi lo desiderano tanto intensamente che si lavano in continuazione, perché sentono di essere stati in qualche modo contaminati; tendono a essere molto orgogliosi della propria casa ed estremamente pignoli in fatto di igiene (ispezionano accuratamente forchetta e coltello al ristorante prima di usarli ecc.).

Crab Apple è consigliato anche a chi si sente disgustato da se stesso, o anche semplicemente dalla propria immagine allo specchio, e a chi sente repulsione per il cibo, l'alimentazione e le altre funzioni corporali, il sesso o la malattia. È utile anche a chi tende a ricordare i particolari inutili e a dimenticare quelli più importanti. Nora Weeks ha citato l'esempio di una donna che era più preoccupata per la psoriasi ai gomiti che per il tumore incurabile di cui soffriva. *Crab Apple* aiuta questo genere di persone a vedere gli eventi nella giusta prospettiva. Il dottor Bach lo ha descritto come "il rimedio che aiuta a liberarsi di ciò che non piace, sia esso nel corpo o nella mente".

11. Elm - *Ulmus procera* - Olmo inglese

È consigliato a chi, a volte, prova un senso di inadeguatezza e stanchezza perché si sente schiacciato dal peso e dagli obblighi che il lavoro o gli impegni familiari comportano. Si tratta, di solito, di persone capaci, che possono occupare posizioni di responsabilità, ma quando quest'ultima comincia a farsi sentire ne sentono l'oppressione. Quando constatano di non farcela più, possono addirittura cadere in preda a una sorta di panico, temendo di non riuscire ad andare avanti. Tutto questo può essere particolarmente doloroso per le persone che occupano una posizione importante, per la quale è essenziale la loro competenza, o se altri contano sulle loro capacità. *Elm* aiuta a rilassare la mente e a mettere i problemi nella giusta prospettiva, per esaminarli con chiarezza e metodo, contribuendo a far recuperare al paziente la fiducia in se stesso.

12. Gentian - *Gentiana amarella* - Genzianella autunnale

Questo rimedio è indicato contro la depressione e lo scoraggiamento che si provano dopo una delusione, per esempio dopo essere stati bocciati a un esame, aver perso il posto di lavoro o avere fallito in altre cose. È utile anche quando, dopo un iniziale insuccesso, si provano forti dubbi sulla propria capacità di riuscire e quando si tende a non aver più fiducia in se stessi e nel proprio futuro. *Gentian* fornisce il sostegno e l'incoraggiamento necessari per indurre chi si trova in tale stato d'animo a perserare o a riprovare; contribuisce a disperdere il pessimismo e ad affrontare le prove della vita con maggior ottimismo, invece di sprofondare nel baratro del dubbio e della tristezza. "*Voglio farcela!*" è il motto di questo rimedio.

13. Gorse - *Ulex eurapaeus* - Ginestrone

Se lo scoraggiamento e lo sconforto di cui abbiamo appena parlato si eliminano sul nascere e si curano adeguatamente, si preverrà la disperazione, lo stato d'animo per cui si consiglia *Gorse*. A volte, però, il passaggio si verifica senza che le persone di questo tipo se ne rendano conto: lo scoraggiamento diventa presto disperazione e si sentono così infelici da non vedere più alcuna via d'uscita. Ciò accade quando, per esempio, falliscono anche il secondo tentativo dopo un primo insuccesso o quando si ammalano: nel primo caso non ritenteranno e nell'altro smetteranno di sperare in un miglioramento delle proprie condizioni di salute. Se cercano l'aiuto di un esperto, lo fanno solo perché un amico li ha convinti, ma sono così pessimisti che non pensano di poter trovare una soluzione. Sono le persone che tendono a dire: "Va bene, se proprio vuoi ci proverò, ma non penso che ne ricaverò qualcosa. Non c'è niente da fare e non vale la pena occuparsene". Questo rimedio farà ritornare in loro la speranza e risolleverà le loro sorti e il loro morale, aiutandoli a capire che non tutto è perduto.

14. Heather - *Calluna vulgaris* - Brentolo

Le persone a cui si consiglia questo rimedio amano molto chiacchierare – il dottor Bach le definiva scherzosamente "attaccabottoni" –, tendono ad avvicinarsi eccessivamente all'interlocutore, a dargli gomitate o a prendergli la mano per catturarne l'attenzione. Amano soprattutto parlare di se stessi, della famiglia e degli amici e, quando non stanno bene, non fanno altro che descrivere i propri malanni. Non lasciano il tempo di intervenire o di controbattere in alcun modo all'interlocutore, che viene a rappresentare soltanto uno stimolo o una scusa per raccontare qualcos'altro di se stessi. Non amano la solitudine e si sentono infelici e senza energia quando vi sono costretti, perché traggono la propria vitalità dagli altri: si potrebbe dire che quasi ne succhiano l'energia, lasciandoli esausti. Per questo, evitati da molti, si ritrovano spesso soli e ne soffrono.

Nora Weeks descrive in una delle sue opere un uomo che aveva queste caratteristiche: "... se ti vedeva arrivare, scendeva dalla bicicletta, l'appoggiava contro la siepe e iniziava a parlare del suo catarro, delle sue vene varicose, dell'indigestione che aveva fatto e, se solo tentavi di andare via, ti afferrava il braccio e ti diceva 'ma devo ancora dirti che...'. Dopo qualche tempo si rivolse a noi per una dermatite alle mani. Gli somministrammo *Heather*, ovviamente, e poco a poco incominciò a provare interesse anche per gli altri, ad ascoltarli, invece di parlare continuamente di sé. Cominciò a piacere di più alla gente e la sua dermatite guarì".

Questo rimedio è consigliato anche a chi, troppo assorbito da se stesso e ossessionato dai propri problemi o malanni, non fa che pensarvi. *Heather* infatti aiuta a distogliersi da se stessi e a considerare altri importanti aspetti della vita.

15. Holly - *Ilex aquifolium* - Agrifoglio

Questo rimedio è consigliato a coloro che provano gelosia, invidia, odio o desiderio di vendetta in modo così intenso che possono soffrire di violenti eccessi (quando gli stessi stati d'animo provocano un cupo risentimento si somministra *Willow*). A seconda del tipo di personalità coinvolta, tali sentimenti possono essere manifestati o meno: nel primo caso, se si constata l'incapacità di controllare le proprie reazioni e il timore di diventare violenti, è necessario somministrare anche *Cherry Plum*.

Gli stati d'animo collegati a *Holly* possono causare anche una profonda collera, ma quest'ultimo è un termine vago, che può descrivere le conseguenze di diversi stati d'animo, come la frustrazione (*Vervain*), l'aggressività (*Vine*), l'intolleranza (*Beech*), l'impazienza (*Impatiens*). Per determinare se *Holly* sia il rimedio più adatto, occorre perciò considerare le *cause* e i *motivi* della collera.

16. Honeysuckle - *Lonicera caprifolium* - Caprifoglio

È consigliato a coloro che trascurano le occasioni del presente per pensare in continuazione agli eventi trascorsi, siano essi tristi o felici, e che rimuginano sui ricordi dell'infanzia e, in generale, del passato per cui spesso provano nostalgia. Costoro trascorrono molto tempo a rimpiangere gli errori commessi o le occasioni perdute, sprofondando nel ricordo dei "bei giorni andati" e desiderando che le cose tornino a essere com'erano o siano andate in modo diverso. "Se solo potessi" è un'espressione che ricorre spesso sulle loro labbra. Possono arrivare a perdere interesse per il presente e, a differenza di chi passa troppo tempo a sognare il futuro – a cui si consiglia *Clematis* –, tendono a rifugiarsi nel passato. Le infiorescenze di *Honeysuckle* possono essere utili a coloro che hanno sofferto per un grave lutto (insieme a *Star of Bethlehem*, per lo shock e il dolore spirituale, vedere pag. 15) e che hanno la mente affollata di ricordi della persona che è venuta a mancare.
Con l'aiuto di questo rimedio impareranno a ricordare e a riflettere sulla felicità passata senza perdere di vista il loro presente perché, dopo tutto, la vita deve continuare.
A volte i ricordi che emergono dal passato possono essere sgradevoli e ossessionanti per queste persone che continuano a ricordare, come se la rivivessero, un'esperienza traumatica o infelice e che spesso soffrono di incubi o dormono male (vedere anche *Rock Rose* per il terrore, pag. 14).
Con *Honeysuckle* riusciranno a concentrarsi sul presente e a vedere il passato nella giusta prospettiva, imparando a trarre insegnamento dalle esperienze e a ricordare un evento piacevole o felice senza che prenda il sopravvento sui loro pensieri.

17. Hornbeam - *Carpinus betulus* - Carpino bianco

È il rimedio che tranquillizza e rafforza coloro che non si sentono in grado di affrontare il giorno successivo o che non sanno entusiasmarsi per i progetti o i compiti che devono svolgere. Questo stato d'animo non è dovuto alla stanchezza che sente chi svolge un eccessivo carico di lavoro – in tal caso sarebbe consigliato *Olive* (pag. 13) – ma a quella che si prova al *pensiero* di ciò che ci attende. Un'attività che un tempo era un piacere diventa, così, un impegno gravoso che si cerca di rimandare in continuazione, cadendo in uno stato di letargia. È una sensazione molto simile alla "sindrome del lunedì mattina" e, comunque, una volta che il lavoro è incominciato e la routine quotidiana è avviata, scompare.

18. Impatiens - *Impatiens glandulifera* - Balsamina

Il rimedio, come suggerisce la denominazione latina della pianta da cui proviene, *Impatiens glandulifera*, è consigliato nei casi di irritabilità e impazienza. Coloro che hanno questo temperamento tendono ad agire e a pensare rapidamente, a fare tutto in fretta come se non potessero aspettare. Possono essere piuttosto bruschi e sgarbati con chi è più lento, sono tentati di finire le frasi iniziate dall'interlocutore o di portare a termine il lavoro che altri hanno incominciato. Tendono a essere irrequieti, irritabili e nervosi, parlano e si muovono velocemente e anche il loro modo di gesticolare spesso li tradisce: giocherellano nervosamente con qualcosa, guardano l'orologio, si avvicinano alla porta in gran fretta. I fiori di *Impatiens* li aiutano semplicemente a riacquistare controllo su di sé, a prendersi il tempo necessario per fare ciò che desiderano o devono e a godersi la vita a un ritmo normale.
Impatiens è consigliato in tutti i casi di irritabilità o irrequietezza dovuta all'impazienza e, sebbene sia particolarmente consigliato per il tipo di persona appena descritto, è adatto anche a chiunque si trovi momentaneamente in questo stato d'animo. Per la sua capacità di calmare l'agitazione provocata da un evento traumatico, la balsamina è stata inclusa tra gli ingredienti del "Rescue Remedy" (vedere pag. 19).

19. Larch - *Larix decidua* - Larice

Le infiorescenze rossastre dei frondosi larici sono utili a coloro che non hanno fiducia in se stessi e che, sebbene abbiano capacità e competenza, si tengono nell'ombra cedendo il passo ad altri. In questo modo perdono molte occasioni; quando se ne presenta una, infatti, tendono a pensare: "Non credo proprio di esserne all'altezza!", lacerati da dubbi e timori. Sono diversi dal tipo *Cerato* che, sebbene abbia poca fiducia nelle proprie valutazioni, invece ne ha molta nella propria capacità di svolgere una determinata mansione, a tal punto che la rimanda in continuazione e spesso non la svolge affatto. Il dottor Bach diceva: "Gettiamoci a capofitto nella vita. Siamo qui per acquisire conoscenze ed esperienze e impareremo poco se non affronteremo la realtà e non ci impegneremo con tutte le nostre energie". Questo rimedio aiuta chi non ha fiducia in se stesso a osare un po' di più e a imparare a tuffarsi nella vita.

20. Mimulus - *Mimulus guttatus* - Mimolo giallo

È il rimedio consigliato contro la paura degli eventi noti – la povertà, la malattia, la morte o gli incidenti, il vivere da soli o il viaggiare – le paure, insomma, che caratterizzano la vita di ogni giorno. È adatto a tutti coloro che, indipendentemente dalla propria personalità, provano questi timori e che spesso hanno paura degli altri, che sono timidi, nervosi o introversi, che si sentono a disagio con chi non conoscono e tendono a balbettare o ad arrossire facilmente in presenza di estranei. Le persone del tipo *Mimulus* non amano gli eventi sociali, perché si sentono troppo impacciati e intimoriti dall'esuberanza degli altri. *Mimulus* aiuta i timidi e i ritrosi ad avere più coraggio e ad affrontare le proprie paure che così, proprio come una stanza buia dopo aver acceso la luce, sembreranno loro meno insormontabili.

21. Mustard - *Sinapsis arvensis* - Senape salvatica

Preparato con le infiorescenze della senape selvatica, è il rimedio contro la depressione che scende come una nuvola scura a nascondere il sole e la gioia di vivere, provocando una malinconica infelicità e facendo sentire il cuore gravato da un peso plumbeo. Coloro che si trovano in questo stato d'animo sono molto infelici, ma non sanno trovare il motivo della propria infelicità. Affermano spesso di avere tutto quello che desiderano: una famiglia adorabile, una casa comoda, la possibilità di andare in vacanza, nessuna preoccupazione finanziaria e così via, eppure si sentono giù di morale e non riescono a capirne il perché. La depressione del tipo *Mustard* non ha mai una ragione chiara, arriva improvvisamente e rimane per giorni, settimane o addirittura mesi finché, altrettanto improvvisamente, se ne va, per tornare di nuovo dopo qualche tempo. Questo rimedio aiuta a dissipare la nuvola scura che pesa sulla vita di tali persone facendo splendere di nuovo il sole della gioia di vivere.

22. Oak - *Quercus robur* - Quercia

C'è poco di negativo nel temperamento di coloro ai quali è consigliato il rimedio preparato con i fiori di quercia: si tratta di persone che sanno combattere per ciò che vogliono, che non perdono speranza e non si arrendono nelle avversità. Sono affidabili e robusti, proprio come le querce, e a essi spesso si rivolgono i meno forti per trovare conforto o consiglio. Continuano a combattere o a lavorare per raggiungere i loro obiettivi anche quando sono malati, anche quando il loro corpo richiede riposo, considerando la malattia o la stanchezza solo come un inutile impedimento. Il loro comportamento è immediato: si rimboccano semplicemente le maniche e si mettono al lavoro. A volte però esagerano e, avendo ignorato i segnali d'allarme inviati dal loro organismo, si trovano improvvisamente senza forze, se la prendono con se stessi e si sentono infelici. È proprio in questi momenti che hanno bisogno di *Oak*, che li aiuta a riacquistare le forze.

23. Olive - *Olea europaea* - Olivo

È il rimedio consigliato a coloro che sono esauriti e che hanno così poca energia da sentirsi troppo stanchi per andare avanti. La stanchezza per cui è indicato è diversa da quella per cui si prescrive *Hornbeam*, perché è dovuta a un'attività troppo intensa o prolungata e non alla mancanza di entusiasmo che impedisce perfino di iniziare l'attività stessa. Una volta perse le forze in questo modo, le persone del tipo *Olive* considerano faticoso anche vivere e non vi trovano più alcun piacere. *Olive* aiuta a recuperare le energie per affrontare la vita con entusiasmo; è utile anche a chi deve preparare molti esami e a chi si dedica a un'intensa attività intellettuale o, ancora, a chi è fisicamente esaurito. È ideale, inoltre, per i convalescenti che si stanno riprendendo da una malattia.

24. Pine - *Pinus silvestris* - Pino

È il rimedio consigliato a coloro che provano un senso di colpa con origini sia recenti sia remote, che si ritengono responsabili anche per gli errori commessi da altri, che chiedono sempre scusa di tutto, che provano rimorsi inspiegabili e che si autoaccusano anche quando non hanno fatto nulla di male.

25. Red Chestnut - *Aesculus carnea* - Ippocastano rosso

È consigliato a coloro che si preoccupano eccessivamente dell'incolumità dei loro cari. È naturale stare in apprensione quando i propri figli sono fuori casa da soli per la prima volta o quando il coniuge o il compagno deve fare un lungo viaggio, ma vi sono persone in cui la naturale apprensione assume proporzioni esagerate, che si preoccupano fino all'inverosimile perché temono che succeda qualcosa di grave, per esempio che i bambini prendano la polmonite o che il coniuge rimanga vittima di un incidente, e non sanno trovare pace fino a quando i loro cari sono di nuovo al sicuro in casa. Non si preoccupano di se stessi, ma solo della salute e dell'incolumità della famiglia. Il loro amore non diventa egoista o possessivo, come invece accade al tipo *Chicory*; tuttavia, proprio come questi ultimi, con le loro eccessive preoccupazioni tendono ad affannarsi e ad agitarsi in modo tale da soffocare i propri cari e ingenerare nei figli paure e sfiducia in se stessi. *Red Chestnut* aiuta queste persone a ridimensionare i propri timori e ad amare senza eccessi di irrazionalità o senza perdere di vista la realtà.

26. Rock Rose - *Helianthenum nummularium* - Eliantemo

È il rimedio contro il terrore, il panico, la paura folle che, pur non essendo razionali, non per questo sono meno reali. Coloro che ne soffrono sono veramente molto spaventati, tremano o sudano freddo, probabilmente perché in passato sono rimasti vittime di un incidente orribile che ha generato in loro la paura dei viaggi, dei ricoveri in ospedale, degli interventi chirugici ecc. *Rock Rose* è adatto per tutte queste circostanze ed è utile anche contro gli incubi, sia per gli adulti sia per i bambini.
Lo stato d'animo che combatte non è da confondere con quello per cui si prescrive *Mimulus*, ossia la paura di cose o eventi noti. Se la paura degenera nel panico o nel terrore, *Rock Rose* è il rimedio più adatto.

27. Rock Water - Acqua di roccia

Le persone a cui si consiglia *Rock Water* sono talmente severe con se stesse da seguire, in alcuni casi, uno stile di vita estremamente rigido. A volte sono molto religiose e comunque, quale che sia il genere di ideali che governa le loro esistenze, nel tentativo di seguirli o di metterli in pratica castigano se stessi non appena si accorgono di deviare dal cammino che si sono prefissi di percorrere. Pretendono la perfezione in tutto ciò che fanno e non amano la pigrizia, la mediocrità o l'imperfezione. Tuttavia non criticano apertamente le mancanze degli altri, ma giocano a fare i martiri e manifestano la propria disapprovazione dando l'esempio di come ci si dovrebbe comportare. Sono ipocriti e in genere apprezzano il proprio severo stile di vita, ma hanno bisogno di questo rimedio quando il regime che si impongono, come spesso accade, diventa così rigido e inflessibile da negare anche i più semplici piaceri e causare tensione e infelicità. *Rock Water* li aiuta a essere meno rigidi e più tolleranti con se stessi.

28. Scleranthus - *Scleranthus annuus* - Fiorsecco

Il rimedio preparato con i fiori di questa piccola pianta è consigliato a coloro che soffrono della propria incapacità di operare scelte alternative, sia negli eventi quotidiani sia nei casi più importanti. Per loro ogni decisione è un dilemma: se, in giro per compere, vedono due camicie ugualmente belle passano molto tempo guardando ora l'una ora l'altra nel tentativo di capire quale

preferiscono e, anche quando hanno scelto, rimangono in dubbio; arrivati alla cassa esitano ancora, tornano indietro e rimettono la camicia nello scaffale, per ritornare cinque minuti dopo e acquistarla. Questo stato d'animo causa una notevole sofferenza: coloro che ne sono afflitti, però, raramente parlano con gli altri delle proprie difficoltà, a differenza del tipo *Cerato*. Lottano da soli con le incertezze, agitandosi e stancandosi molto. *Scleranthus* li aiuta a mettere a fuoco i pensieri, consentendo loro di vedere più chiaramente le alternative e di imparare a conoscere la propria mente.
Questo rimedio è indicato anche contro gli sbalzi d'umore, per esempio l'improvviso passaggio dalla serenità al pianto, dalla gentilezza alla collera e così via. Può essere utile anche contro il mal d'auto o il mal d'aereo, quando i movimenti del veicolo provocano fastidio.

29. Star of Bethlehem - *Ornithogalum umbellatum* - Latte di gallina

Il rimedio preparato con questo fiore è consigliato contro gli shock e in tutti i casi in cui, a causa di un incidente, di una cattiva notizia o di una vista sconvolgente, è messo in pericolo l'equilibrio personale. Se la causa è un grave lutto, esso aiuta ad affrontare il dolore che a volte, in queste circostanze, non riesce a essere espresso: nonostante si cerchi di piangere, le lacrime non vengono. *Star of Bethlehem* aiuta a sbloccarsi e allevia la tristezza.
Lo shock e il dolore possono manifestarsi in tanti modi diversi, a volte molto tempo dopo l'evento che li ha provocati. Anche quando il paziente ha bisogno di cure per difficoltà di altro tipo, se lo shock può essere identificato come l'origine del problema si deve sempre somministrare questo rimedio. L'impatto del trauma, comunque, sarà meno grave intervenendo immediatamente sulle sue conseguenze; per questo motivo *Star of Bethlehem* è uno degli ingredienti del "Rescue Remedy".

30. Sweet Chestnut - *Castanea sativa* - Castagno dolce

È consigliato contro l'angoscia profonda e la disperazione, contro la sensazione di non riuscire a vedere la luce alla fine di un tunnel. Coloro che si trovano in questo stato d'animo credono che non vi sia più nulla di interessante nella vita e sono così tristi da sentirsi desolati e affranti. L'infelicità può portarli persino a desiderare la morte, anche se non prendono mai seriamente in considerazione il suicidio, perché credono che neppure questa soluzione estrema li libererà dal dolore. Non riescono a vedere vie d'uscita e non hanno più gioia di vivere. Il rimedio a base di fiori di castagno li aiuta a sollevare la cortina di disperazione che li soffoca e a riconquistare la fiducia. Allora l'orizzonte si illumina e la speranza ritorna: in fondo al tunnel si scorge di nuovo la luce.

31. Vervain - *Verbena officinalis* - Verbena

Le persone del tipo *Vervain* hanno forti principi morali ed etici e, quando si trovano in una situazione che va contro i propri ideali, sentono di dover far valere il proprio punto di vista, cercando di convincere e convertire il prossimo al proprio modo di pensare. Come il tipo *Rock Water*, sono perfezionisti ma, rispetto a questi ultimi, piuttosto che essere spinti dall'interesse personale guardano al benessere e alla crescita degli altri, soprattutto dei meno fortunati. Tendono ad avere idee ben precise sulle tematiche sociali – l'ambiente, la politica, la religione, la fame nel mondo, la carenza di alloggi ecc. – e a volte sentono a tal punto un problema da rivolgersi al politico che hanno votato e partecipare ad assemblee e iniziative di vario genere. L'impegno a favore di una determinata causa diventa la loro valvola di sfogo, in mancanza della quale hanno problemi di tensione e di frustrazione. Le persone di questo tipo tendono a dedicarsi a numerose attività contemporaneamente, già pensando a cosa dovranno fare dopo. Amano le sfide e sono entusiasti delle cause per cui si impegnano ma, proprio per questa loro natura, possono esagerare: allora non riescono più a distendersi e si ritrovano tesi come una corda di violino. Questo rimedio li aiuta ad allentare la presa, così da potersi rilassare e riposare.

32. Vine - *Vitis vinifera* - Vite

Il rimedio preparato con le infiorescenze della vite è adatto a coloro che sono sicuri di sé, che hanno un carattere forte e sanno molto bene cosa vogliono, che sanno prendere decisioni e assumersi responsabilità, sia per sé sia per gli altri, senza mai esitare. Sono persone ambiziose e determinate, che affrontano i problemi della vita con sicurezza; all'interno di un gruppo sanno subito assumere un ruolo di primo piano e dirigere gli altri con chiarezza e franchezza. Tendono a dire: "Tu farai *questo*", piuttosto che "Vorresti farlo in questo modo?" o "Facciamo questo?".
Come le persone del tipo *Vervain*, anche costoro hanno opinioni molto chiare ma, mentre i primi cercano di convincere gli altri della validità della propria posizione con la discussione e il dibattito, i tipi *Vine* non discutono con gli altri, limitandosi invece a esporre cosa pensano e cosa hanno deciso in merito. In situazioni estreme, però, possono diventare veri e propri tiranni e danneggiare sul piano emotivo le persone che non hanno un carattere sufficiente-

mente forte (le loro vittime più frequenti sono del tipo *Centaury*).
I bambini che hanno un carattere così forte sono aggressivi, diventano spesso capi delle bande di ragazzini che scorazzano per le strade e possono anche essere molto prepotenti con i coetanei di carattere più docile e debole.
Questo rimedio li aiuta a ritrovare l'equilibrio, non privandoli della sicurezza di sé e della capacità di dirigere gli altri, che sono ottime qualità, ma li rende meno duri e severi, più comprensivi nei confronti di chi è più debole.

33. Walnut - *Juglans regia* - Noce

È il rimedio consigliato alle persone molto sensibili ai cambiamenti e che hanno difficoltà a inserirsi in un nuovo ambiente, in un nuovo posto di lavoro, in una nuova città. *Walnut* aiuta a rompere i legami con il passato e a iniziare una nuova esistenza, libera dai vecchi legami e dai ricordi. È utile in ogni fase della vita in cui sia intervenuto un mutamento, sia esso il matrimonio, il divorzio, un trasloco, la dentizione, la pubertà o la menopausa, e può aiutare l'organismo femminile ad adattarsi alla gravidanza o ai cambiamenti che intervengono durante il ciclo mestruale.
Il rimedio preparato con le infiorescenze del noce aiuta anche a tenere fede alle scelte fatte, protegge dalle idee e dalle influenze esterne che ci potrebbero far deviare dal nostro cammino o sconvolgere la nostra pace e i nostri pensieri, facendoci perdere di vista il vero obiettivo. È particolarmente consigliato alle persone molto sensibili a simili influenze e aiuta ad affrontare gli eventi della vita senza perdere la strada.

34. Water Violet - *Hottonia palustris* - Violetta acquatica

Come le persone del tipo *Oak* e *Vine*, anche quelle del tipo *Water Violet* hanno caratteristiche caratteriali molto positive. Come la pianta da cui traggono beneficio, sono fieri e dignitosi, preferiscono una vita tranquilla e, per questo motivo, tendono a essere piuttosto riservati. Si muovono silenziosamente, non sono impacciati e stravaganti, ma sereni e sicuri di sé; non sono molto socievoli e preferiscono stare da soli o in compagnia di pochi amici scelti, piuttosto che di un folto gruppo di persone. Hanno un atteggiamento di superiorità nei confronti delle cose e della vita; sono disposti a dare qualche consiglio, se richiesto, ma non cercano mai di interferire o di influenzare il prossimo, né tantomeno di discutere i propri problemi. Preferiscono tenere per sé il dolore che provano, sopportandolo in silenzio e distaccandosi dagli altri, da cui pare dividerli un velo sottile che, nei momenti di disarmonia, può trasformarsi in una vera e propria barriera di cui è difficile liberarsi. Si rendono allora conto che incutono una certa soggezione, che risultano lontani e inaccessibili e, giunti a questo punto, la solitudine li fa soffrire. *Water Violet* li aiuta a demolire le barriere che li circondano, ad accogliere il prossimo con gentilezza e amabilità, senza perdere la calma e la serenità, e a mantenere la fierezza che li contraddistingue senza apparire altezzosi.

35. White Chestnut - *Aesculus hippocastanum* - Ippocastano bianco

È consigliato a tutti coloro che sono tormentati dalle preoccupazioni o da pensieri insistenti e indesiderati. Il dottor Bach lo chiamava il "rimedio contro la sindrome del disco", perché i pensieri insistenti, le analisi o i monologhi fra sé e sé continuano a girare nella mente come le parole incise su un disco, lasciandoci spossati e incapaci di concentrarci. Il rimedio preparato con i fiori dell'ippocastano bianco aiuta a ritrovare la serenità e la capacità di controllare i pensieri.

36. Wild Oat - *Bromus ramosus* - Avena selvatica

È il rimedio consigliato a coloro che sono arrivati a un bivio nella vita e sono incerti sulla strada da prendere: vogliono fare qualcosa che consenta loro di realizzarsi, ma non sanno bene in quale direzione incanalare le energie. Anche se hanno alle spalle varie esperienze di lavoro e hanno già provato stili di vita diversi, non sono ancora soddisfatti. Sono le cosiddette "anime in pena", che sentono di non aver ancora trovato la dimensione loro congegnale e ne soffrono. Questo rimedio li aiuta a vedere più chiaramente la strada su cui procedere e a capire quale sia la loro vera vocazione. Il tipo *Wild Oat* è diverso dal tipo *Scleranthus*, perché quest'ultimo ha difficoltà a operare le proprie scelte e discute all'infinito anche sulle questioni meno importanti, mentre il primo è incerto solo quando raggiunge un bivio. Di solito, infatti, è determinato, ha le idee chiare e non esita a prendere decisioni.

37. Wild Rose - *Rosa canina* - Rosa canina

A differenza del tipo *Wild Oat*, il tipo *Wild Rose* non ha sufficiente ambizione o entusiasmo per cambiare e preferisce lasciar scorrere un giorno dopo l'altro senza sforzo, privo com'è di motivazioni ben chiare. Tende a lasciarsi andare all'apatia, a rassegnarsi a tutto ciò che gli succede attorno e ad accettare senza riserve quanto il destino ha in serbo. Perseguitato dalla sfortuna, dirà spesso: "Beh, è la vita". Il tipo *Wild Rose* è "felice così com'è", non ama i cambiamenti e tende perciò a lasciarsi sfuggire molte occasioni che implicano uno sforzo eccessivo da parte sua. È passivo e si dà facilmente per vinto: colpito dalla malattia, le si arrende senza lottare e, se essa gli causa una disabilità permanente, riconosce subito di "dovervi convivere". Non è né felice, né triste, né depresso, né vivace e tende perciò a mancare di energia vitale e di voglia di vivere. Il rimedio preparato con i fiori di rosa canina aiuta questo tipo di persone a ritrovare interesse per la vita e a navigare lungo le sue correnti con gioia, anziché con disinteresse.

38. Willow - *Salix vitellina* - Salice giallo

È il rimedio consigliato a coloro che hanno una vita interiore molto sviluppata e che nei momenti di disarmonia vedono tutto nero e provano rancore per il mondo intero e per la vita che li ha trattati tanto male, chiedendosi spesso cos'abbiano fatto per meritarsi un simile destino. Rimuginando in continuazione su se stessi, finiscono per autocompiangersi e lamentarsi e, quando le cose vanno male, non riescono a vederne il lato positivo, né a dimenticare o a perdonare. Quando le avversità li colpiscono, si chiudono in se stessi, si inaspriscono, diventano litigiosi e assumono l'atteggiamento di chi non fa altro che dire: "Povero me! Nessuno mi considera!". Si sentono trattati male e ritengono gli altri responsabili della propria infelicità, si compiangono, non riescono a essere allegri perché "non c'è nulla di cui rallegrarsi" e di ogni cosa sanno vedere solo il lato negativo, dimenticando che esiste anche quello positivo. Il rimedio preparato con i fiori del salice giallo aiuta costoro a risollevarsi dall'automortificazione e dall'autocompiangimento, per adottare un atteggiamento più ottimista.

Il "Rescue Remedy"

Preparato con 5 dei 38 rimedi illustrati, il "Rescue Remedy", come dice il suo stesso nome, è utile nei casi d'emergenza, quando un evento traumatico può essere causa di panico, shock o stordimento. Non può ovviamente sostituirsi alle cure mediche, ma contribuisce ad alleviare l'angoscia, accelerando la guarigione o il ristabilimento dell'equilibrio.
Ha un effetto calmante anche in quelle situazioni che per alcuni possono risultare traumatiche, come un viaggio in aereo, una seduta dal dentista, un esame o un colloquio di lavoro importante.
Si può prendere per via orale o applicare esternamente, se necessario (su punture d'insetto, lividi, distorsioni ecc.), ed è disponibile sia in forma di liquido

sia in forma di crema (vedere pag. 40 per i metodi di somministrazione). Anche gli animali possono trarre beneficio dai rimedi del dottor Bach, soprattutto dal "Rescue Remedy", perché all'origine del loro disagio c'è quasi sempre la paura. Lo stesso discorso vale per le piante, che tornano a vita nuova anche solo con poche gocce di questo rimedio (vedere pag. 34).
Gli ingredienti del "Rescue Remedy" sono:

Star of Bethlehem, per lo shock;
Rock Rose, per la paura molto intensa e il panico;
Impatiens, per la tensione fisica e psichica, per chi non riesce a rilassarsi ed è agitato e irritabile;
Cherry Plum, per chi ha perso il controllo delle proprie emozioni, per chi grida o è in preda a una crisi isterica;
Clematis, per lo stordimento, uno stato che spesso precede lo svenimento.

Il dottor Bach ha scelto questi cinque rimedi perché, combinandosi, costituiscono un preparato molto utile nelle crisi. Egli sperimentò il "Rescue Remedy" per la prima volta all'inizio degli anni Trenta, quando lo somministrò a un pescatore, sopravvissuto a un naufragio, che aveva perso i sensi e aveva il volto bluastro. Non appena lo riportarono sulla spiaggia, il dottor Bach gli inumidì le labbra con il suo rimedio, glielo strofinò dietro le orecchie e sui polsi: nel giro di poco tempo lo sfortunato giovane riprese conoscenza e, come se si fosse appena svegliato dopo un brutto sogno, si drizzò a sedere e chiese una sigaretta!

2
Guida alla prescrizione dei rimedi

Capire il metodo Bach

In tutte le opere pubblicate sull'argomento della floriterapia, si sottolinea come l'elemento centrale del metodo sia la personalità del paziente e non, come nella medicina ufficiale, i disturbi che egli accusa. I rimedi, cioè, devono essere prescritti in base allo stato d'animo, al temperamento e alla personalità dell'individuo interessato, non in base ai sintomi.

Il dottor Bach credeva infatti che la cattiva salute fosse conseguenza di uno squilibrio venutosi a creare nella psiche o nella personalità. Per migliorare le condizioni fisiche sarà necessario, quindi, *curare* la mente o lo stato d'animo. Anche la medicina ufficiale ha recepito questa scoperta: è noto che la tensione, le preoccupazioni e lo stress in generale possono causare una serie di disturbi diversi. Tutti noi abbiamo avuto l'impressione di avere "le farfalle nello stomaco" quando abbiamo passato momenti di grande emozione o tensione, o abbiamo sentito la bocca riarsa, le mani prive di forza o il cuore balzarci nel petto nei momenti di paura o di apprensione: sono tutte sensazioni fisiche e concrete, eppure sono il risultato di fenomeni emotivi. Di solito queste reazioni hanno breve durata e generalmente si verificano prima di situazioni particolari: quando si sostiene un esame, quando si viene presentati a una persona che non si conosce, quando si parla in pubblico, quando ci si sottopone a un intervento chirurgico o una seduta dal dentista. Se questi eventi hanno conseguenze così evidenti sul nostro organismo, i fenomeni emotivi di lunga durata ne avranno di ben più marcate. Il nostro organismo sarà in grado di affrontare lo stress per un certo periodo di tempo, poi incomincerà a inviare segnali d'allarme e infine crollerà. Tutti abbiamo i nostri "talloni d'Achille", ciascuno in una diversa parte del corpo e con ripercussioni diverse. In alcuni lo stress e la tensione provocano l'emicrania, in altri l'asma, in altri ancora problemi di digestione o eruzioni cutanee e, sebbene tutti sappiamo di essere portati a soffrire di particolari disturbi, ce ne rendiamo effettivamente conto soltanto quando lo stress, la tensione o l'ansia li fanno peggiorare vistosamente. Ciò che interviene in occasioni del genere è un meccanismo di difesa del nostro organismo che, agendo come un segnale d'allarme, ci fa capire che stiamo chiedendo troppo a noi stessi e che dobbiamo darci il tempo di recuperare le energie. Purtroppo non sempre è possibile riposare quando se ne ha bisogno o smettere di lavorare quando se ne sente la necessità: vi sono persone che fanno affidamento sulla nostra attività, perciò è necessario continuare... Alla fine, come in un'automobile, i "gas di scarico" dell'organismo devono essere dissipati o essere espulsi nell'atmosfera. Chi ha una costituzione fisica forte, avrà un crollo solo nervoso. In ogni caso, indipendentemente dalle conseguenze, ciò che conta è la causa.

Vi sono, ovviamente, disturbi che non sono legati ad alcun fenomeno emotivo ben definito: l'asma e l'emicrania, per esempio, possono essere causate o peggiorate dall'emotività, ma a volte possono conseguire da una reazione allergica a un particolare alimento o a una sostanza presente nell'ambiente: al cioccolato o al formaggio nel primo caso, alla polvere o al pelo del gatto nel secondo. La febbre da fieno è un altro esempio di questo genere: è la reazione allergica dell'organismo al polline o a certi tipi di vegetazione, ma non *tutti* coloro che respirano l'aria carica di polline a primavera inoltrata ne soffrono e, allo stesso modo, non tutti coloro che vivono con qualche animale domestico presentano reazioni allergiche. Viene spontaneo, perciò, chiedersi *perché* alcune persone siano particolarmente sensibili a determinate sostanze. Per analizzare il fenomeno nel suo complesso, dobbiamo considerare l'individuo nei suoi vari aspetti, tenendo conto della personalità, dello stile di vita e delle reazioni emotive. Solo così è possibile identificare la *vera* causa del suo problema e somministrare una cura efficace.

Vi sono – ovviamente – disturbi di natura puramente organica e, sebbene i rimedi del dottor Bach svolgano una funzione importante nel ristabilire il benessere generale della persona, in quei casi può essere indispensabile un intervento di tipo tradizionale: un'appendice perforata, un blocco intestinale o la frattura di un arto richiedono ovviamente una terapia specifica; la stessa considerazione vale per i casi di avvelenamento: dopo tutto siamo solo esseri umani! Ogni qualvolta ve ne sia la necessità o vi sia motivo di pensare che si tratti di qualcosa di grave, quindi, i rimedi del dottor Bach non possono sostituire le cure mediche.

Comunque, indipendentemente dai sintomi, è fuori di dubbio che la preoccupazione, la paura, la depressione, l'autocommiserazione e altre emozioni negative che spesso accompagnano la malattia ostacolano la guarigione e prolungano la convalescenza. I rimedi descritti nelle pagine precedenti curano questi stati negativi e rigenerano la forza interiore, facilitando la guarigione e il ristabilimento della buona salute.

(Nota: Per quanto riguarda il metodo di prescrizione, vedere anche il capitolo 5, "Come usare i rimedi".)

Come imparare a usare i rimedi del dottor Bach

Innanzitutto è necessario studiare bene la descrizione di ogni rimedio consultando i libri pubblicati sull'argomento (vedere la bibliografia finale) e facendo sempre riferimento all'opera di base *I dodici guaritori e altri rimedi*, del dottor Bach. Se si *conoscono* a fondo i rimedi, si disporrà di tutte le informazioni necessarie per compiere la scelta giusta. Gli elementi indispensabili per usarli con cognizione di causa, quindi, sono lo studio dei rimedi stessi e la capacità di capire la natura umana. Leggendo la descrizione dei 38 rimedi si noterà senz'altro che alcuni – *Chicory, Agrimony, Vervain, Vine, Water Violet, Rock Water, Oak* – corrispondono a determinati tipi di personalità e carattere: essi, infatti, prendono il nome di "rimedi tipologici" perché descrivono *tipi* caratteriali. Altri invece – *White Chestnut, Gentian, Aspen, Star of Bethlehem* – corrispondono a stati d'animo o umori in cui può trovarsi chiunque, indipendentemente dal tipo di carattere o personalità, e prendono il nome di "rimedi umorali" o "rimedi dello stato d'animo".
Quando si legge la descrizione dei 38 rimedi, una delle reazioni più comuni è quella di pensare: "Ma io ho bisogno di tutti e 38!". Ciò è del tutto naturale, perché tutti, prima o poi nella vita, sperimentiamo gli alti e bassi dell'umore e delle emozioni. Tutti prima o poi siamo preoccupati o turbati da qualcosa che ci irrita, ci deprime, ci spaventa o ci fa adirare: in molti casi, con una punta di ottimismo siamo in grado di risollevarci e di ristabilire il nostro naturale equilibrio; a volte, però, non riusciamo a non vedere tutto nero e a sentirci noi stessi. È proprio in questi casi che servono i rimedi del dottor Bach: presi quando l'equilibrio interiore incomincia a vacillare, ci aiutano a risollevarci e a ritrovare la nostra armonia.
Spesso, poi, si verifica una sorta di "effetto valanga": il disagio e l'infelicità non sono più fenomeni passeggeri e quello che all'inizio era solo un malumore diventa uno stato d'angoscia intollerabile. In tal caso occorre non soltanto curare l'angoscia, ma scoprirne la causa e il modo in cui l'individuo ha reagito all'inquietudine. In questo modo il fenomeno emotivo viene inserito nel suo contesto e si ottiene un quadro completo del paziente come persona. Ognuno reagisce in modo diverso alle situazioni, ma tutti coloro che hanno un carattere e una personalità simile reagiranno in modo simile: è la *reazione* a un determinato evento, perciò, che ci fa capire che tipo di personalità abbia un certo individuo e quale sia il rimedio più adatto.

I "rimedi tipologici"

Nel corso della nostra vita incontriamo persone di tutti i tipi, con qualità diverse che ne fanno individui unici. Tutti sono altrettanto importanti, come le singole parti dell'enorme ingranaggio a cui può essere paragonata la vita; del resto il mondo sarebbe ben noioso se fossimo tutti uguali! Le idiosincrasie e le caratteristiche di ogni persona ci rivelano la sua natura, cui corrisponde uno dei "rimedi tipologici". La descrizione di alcuni di essi vi avrà certamente ricordato qualche conoscente o addirittura voi stessi. Tutti conosciamo persone introverse o estroverse, piene di entusiasmo o apatiche e, già sulla base di una prima impressione, possiamo capire quale gruppo di rimedi prendere in esame.

La franchezza, per esempio, suggerisce rimedi quali *Vervain, Impatiens, Vine, Chicory* e *Oak*, mentre la riservatezza farebbe pensare a *Mimulus, Centaury, Larch* o *Water Violet*. Per le persone molto estroverse e chiacchierone potrebbe andare bene *Agrimony*, se sono allegre e danno l'impressione di non avere alcuna preoccupazione, o *Heather*, se parlano troppo di se stesse.

Se è vero, come abbiamo detto, che non appena conosciamo una persona possiamo iniziare a farci un quadro del suo carattere a partire dalla prima impressione, allora si può capire molto, per esempio, dal modo in cui parla, dal tono della voce, dagli argomenti che affronta, dall'eventuale nervosismo, dall'insistenza o dalla tendenza a fantasticare e dal modo di gesticolare. Il tipo *Impatiens*, per esempio, tende a parlare molto velocemente e a muoversi nervosamente, spesso dà l'impressione di avere fretta, guarda ripetutamente l'orologio o interrompe l'interlocutore con una risposta prima ancora che questi abbia finito la domanda. Se, parlando con qualcuno, vedete che incomincia a infervorarsi nella discussione, che spalanca gli occhi e alza la voce mentre perora la sua causa o sostiene il suo punto di vista, potete ben concludere che si tratta di un tipo *Vervain*. Di alcune persone è facile riconoscere il tipo a cui appartengono, mentre di altre è molto più difficile, perché a volte sembrano riunire in sé le caratteristiche di più di un tipo. Dopo aver studiato a fondo le descrizioni dei rimedi, comunque, saprete quali domande porre al fine di ottenere le informazioni di cui avete bisogno per scegliere il più adatto.

Persone diverse reagiscono in modo diverso alla stessa situazione. Un buon esempio è un esame. Prendiamo in considerazione sette studenti che sostengono insieme lo stesso esame: Anna (*Rock Rose*) è molto spaventata, trema letteralmente ed è tanto nervosa da stare male; Caterina (*Agrimony*) è nello stesso stato d'animo ma maschera le sue emozioni, tanto che i suoi amici si meravigliano della sua tranquillità e della sua giovialità; Davide (*Wild Rose*) non si preoccupa molto dell'esito dell'esame, non ha studiato e si è già rassegnato alla bocciatura; Andrea (*Impatiens*) si mordicchia le unghie, continua a guardare l'orologio e batte ritmicamente un piede sul pavimento perché non vede l'ora di iniziare; Rosamaria (*Cerato*) è talmente dubbiosa e incerta sulla sua interpretazione del tema che si rivolge agli altri per sapere cosa ne pensino; Jennifer (*Scleranthus*) spreca tempo prezioso a decidere quale argomento scegliere e non ha ancora finito quando scade il tempo a disposizione; Susy (*Clematis*) guarda fuori dalla finestra, facendo sogni a occhi aperti sulle vacanze e-

stive e non si rende nemmeno conto che l'esame è già iniziato.
È impossibile, quindi, preparare rimedi che possano essere adatti a tutte le persone che devono affrontare la stessa situazione, perché ognuno reagisce in modo diverso e richiede un rimedio diverso, anche nella malattia: alcuni si deprimono e si arrendono a essa, mentre altri continuano a combatterla finché possono.
È spesso utile verificare la comprensione del metodo Bach e la conoscenza dei rimedi "prescrivendo" quelli più adatti ai vari personaggi televisivi, che hanno atteggiamenti chiari dai quali è facile desumerne la personalità, lo stato d'animo in cui si trovano o le emozioni che stanno vivendo. Altrettanto si può fare con i politici, gli attori, gli sportivi o con i propri familiari e amici: prendete in esame il loro carattere o cercate di ricordare se qualcuno che conoscete ha passato un brutto periodo, di capire quali effetti abbiano avuto queste difficoltà su di lui (o lei) e di stabilire quali rimedi sarebbero stati utili in quel caso. Sulla base delle nozioni finora acquisite, per esempio, si può cercare di individuare il "rimedio tipologico" più adatto ai protagonisti di questa conversazione:

Angelo: Diana, vorresti venire a fare una passeggiata?
Diana: Ehm... non so. Fammici pensare.
Angelo: Non impiegarci un'intera giornata! E tu, Marco?
Marco: Sì, vengo, ma lasciatemi finire questo, prima... poi devo telefonare a Gianni per la nostra riunione di domani: stiamo conducendo una campagna a favore dei diritti dei residenti. È così ingiusto il modo in cui li trattano! Oh... adesso mi viene in mente, Davide starà preparando il questionario... Devo parlare anche con lui... Cinque minuti e sarò da voi...
Angelo: Diana, hai deciso?
Diana: Non sono ancora sicura di voler venire. Non riesco a prendere una decisione.
Angelo: Beh, cerca di sbrigarti, siamo quasi pronti per uscire.
Diana: Allora andate. Io rimarrò qui. No, meglio di no... verrò con voi. Vado a prendere il cappotto...
Angelo: Va bene. Marco, sei pronto?
Marco Quasi. Ti ho detto di Max? Le ingiustizie che ha dovuto subire quell'uomo... una situazione così frustrante...
Angelo: Sì, sì, sì. Sei pronta Diana?
Diana: Ho cambiato idea. Penso che non verrò.
Angelo: Andiamo Marco.
Marco: Fammi telefonare a Davide adesso che me ne ricordo...
Angelo: Oh, ho sprecato abbastanza tempo e in ogni caso preferisco andare da solo. Arrivederci a tutti!

Diana ha evidentemente bisogno di *Scleranthus*: non riesce a prendere nemmeno una decisione così elementare! Angelo (*Impatiens*) è molto impaziente e non ha tempo per le esitazioni e le indecisioni di Diana, mentre Marco è così impegnato nel tentativo di combattere l'ingiustizia che, sebbene desideri accompagnare Angelo, non è in grado di dedicargli tutta la sua attenzione: i suoi saldi principi morali e il suo impegno a favore della giustizia sociale rivelano chiaramente che si tratta di un tipo *Vervain*.
Il dottor Bach descrisse alcuni dei suoi rimedi con un simpatico racconto intitolato *I viaggiatori*, scritto nel 1934, di cui sono protagonisti i rimedi stessi, ciascuno impersonato con le sue qualità positive e negative.

"C'erano una volta – le favole iniziano sempre così – sedici viaggiatori che si erano messi in cammino con l'intenzione di attraversare la foresta.
All'inizio tutto andò bene ma, dopo qualche ora, uno di loro, *Agrimony*, incominciò a chiedersi se avessero preso il sentiero giusto. A pomeriggio avanzato, quando si inoltrarono nel fitto della foresta, *Mimulus* incominciò a temere di aver perso la strada. Quando il sole tramontò e l'oscurità si fece più fonda e cominciarono a farsi sentire i rumori della foresta, *Rock Rose* fu colto dal panico. A notte inoltrata, quando tutto era avvolto dall'oscurità, *Gorse* perse ogni speranza e disse: 'Non posso proseguire; voi continuate pure, io starò qui fino a quando la morte non verrà ad alleviare le mie sofferenze'.
Oak, invece, anche se aveva l'impressione che tutto fosse perduto e che non avrebbero mai più rivisto la luce del sole, disse: 'Lotterò fino all'ultimo', e così fece, senza risparmiarsi in alcun modo. *Scleranthus* aveva ancora qualche speranza, ma spesso non sapeva decidere, prima voleva prendere un sentiero, poco dopo l'altro. *Clematis* camminava silenzioso e paziente, non gli importava se quello sarebbe stato il suo ultimo sonno o se invece sarebbe riuscito a venir fuori dalla foresta. *Gentian*, dal canto suo, a volte risollevava con la sua allegria il morale della compagnia, altre volte invece cadeva in uno stato di profonda depressione e infelicità.
Gli altri non avevano paura, erano sicuri che sarebbero riusciti ad attraversare la foresta e avrebbero voluto aiutare i loro compagni di viaggio.
Heather era sicuro di conoscere il sentiero giusto e voleva che tutti imboccassero quello; *Chicory* non si preoccupava molto dell'esito del viaggio di per sé, ma piuttosto del benessere dei suoi compagni e voleva essere sicuro che nessuno avesse mal di piedi o fosse stanco o affamato. *Cerato* non aveva molta fiducia nelle sue capacità di giudizio e voleva provare tutti i sentieri per verificare di avere imboccato quello giusto, mentre il piccolo *Centaury* avrebbe voluto portare lo zaino di tutti per non vederli faticare e finì per portare quelli dei compagni più robusti soltanto perché erano stati più rapidi a rispondere quando aveva offerto il suo aiuto.
Rock Water, tutto teso nello sforzo di rendersi utile, scoraggiò un po' il grup-

po con le sue continue critiche, pur essendo l'unico a sapere veramente quale fosse il sentiero giusto. Anche *Vervain* avrebbe dovuto saperlo bene, ma in un primo momento si confuse, sebbene poi abbia parlato per ore dell'unico che li avrebbe condotti fuori dalla foresta. *Impatiens* conosceva molto bene la strada che li avrebbe riportati a casa, a tal punto che era molto impaziente con quelli che erano più lenti di lui. *Water Violet*, avendo già attraversato la foresta altre volte, conosceva la strada giusta e, vedendo che gli altri non capivano, li trattava con un po' di disdegno, come avrebbe fatto con i suoi inferiori.
E infine, riuscirono ad attraversare la foresta.
Ora fanno da guida a chi non l'ha mai fatto e, sapendo che c'è un sentiero sicuro e che l'oscurità che vi regna è solo l'ombra della notte, procedono sicuri, ciascuno a modo proprio, avendo tratto grande giovamento dalla loro esperienza.
Agrimony cammina a grandi passi senza alcuna preoccupazione e scherza su tutto; *Mimulus* non ha più paura; *Rock Rose* è l'immagine stessa del coraggio e della serenità, anche nei momenti più critici; *Gorse* incoraggia i suoi compagni, a notte fonda, parlando loro di quanta strada faranno non appena sorgerà il sole.
Oak affronta senza piegarsi anche il vento più forte; *Scleranthus* non conosce più esitazioni; gli occhi di *Clematis* rilucono di gioia al pensiero della mèta e *Gorse* non si lascia scoraggiare da nessuna difficoltà od ostacolo.
Heather ha imparato che ogni viaggiatore deve camminare a proprio modo e procede tranquillo alla testa del suo gruppo, per mostrare agli altri come fare; *Chicory* è sempre disposto a prestare aiuto agli altri, ma lo fa solo quando glielo chiedono e senza affannarsi; *Cerato* adesso conosce bene tutti i sentierini che non portano da nessuna parte e il piccolo *Centaury* cerca sempre il più debole del gruppo per dargli una mano.
Rock Water non spreca tempo in critiche, ma lo dedica agli incoraggiamenti; *Vervain* non arringa più i suoi compagni, ma indica la via con un gesto, senza una sola parola.
Impatiens ha imparato a non correre e affannarsi in continuazione, ma cammina con quelli più lenti, mentre *Water Violet*, più simile a un angelo che a un essere umano, passa nel gruppo come una brezza tiepida o un raggio di sole, benedicendo tutti".

Come scegliere i rimedi giusti per gli altri

"Tra i miei rimedi troverete quelli che sono più adatti alle condizioni del momento: quelli per chi è afflitto da un'eterna incertezza e non sa mai cosa vuole, quelli per chi soffre di solitudine, quelli per chi è troppo sensibile, quelli per chi è depresso ecc. E

senza grandi sforzi si impara a trovare il rimedio o i rimedi di cui il paziente ha bisogno per guarire" (Edward Bach, 1936).

Come suggerito nel paragrafo precedente, è consigliabile cercare di verificare la propria conoscenza dei rimedi del dottor Bach cominciando a individuare quelli più adatti alle persone che si conoscono e alle circostanze in cui ci si è trovati. In questo modo si consolideranno le proprie nozioni e si avrà più fiducia nelle proprie capacità.
Quello che userete per primo, probabilmente, è il "Rescue Remedy", perché è specifico per le occasioni in cui non è necessario prendere in esame le cause, le reazioni o gli stati d'animo, ma intervenire tempestivamente.
Il "Rescue Remedy", tuttavia, non è una panacea: nei casi in cui si manifesta una particolare situazione emotiva è necessario prendere in considerazione gli altri rimedi. Se, per esempio, siete colti dallo sconforto perché avete appena appreso una brutta notizia, con *Gentian* riacquisterete coraggio e fiducia, mentre il "Rescue Remedy" non sarebbe di alcuna utilità. Per stati d'animo così chiari non è difficile prescrivere il rimedio giusto, anche per un parente o un amico. Al contrario, quando il problema ha radici più profonde occorre ponderare meglio la scelta, perché potrebbero sembrare necessari molti dei cosiddetti "rimedi umorali" e occorre quindi parlare con l'interessato per capire a fondo la situazione.
Spesso la circostanza in cui il problema ha cominciato a manifestarsi è illuminante. A questo proposito sono molto significative frasi del tipo: "Ne soffro da quando sono andato in pensione", "Qualche anno fa casa nostra è stata svaligiata e da allora soffro di attacchi di panico" oppure "Quando abbiamo cambiato casa non sono riuscita a inserirmi nel nuovo ambiente e ho perso fiducia in me stessa". Nel caso in cui sia stato possibile accertare la causa precisa, occorre prescrivere il rimedio in grado di combatterne le conseguenze, anche se essa si è determinata molto tempo fa, perché evidentemente non ha ancora esaurito il suo effetto. Lo shock provocato da un evento traumatico, per esempio, può manifestarsi anche dopo settimane, mesi o anni e nel frattempo può inasprirsi. Quando poi il paziente chiede aiuto per curare la depressione, i sensi di colpa o la paura che ne derivano, se non si cura anche il trauma che li ha generati non si ottiene una guarigione completa. In un caso del genere, quindi, sono necessari anche i rimedi per combattere le particolari manifestazioni emotive provocate dallo shock, proprio come per eliminare i dolori allo stomaco occorre curare l'ulcera che ne è all'origine, ma non basterebbe curare *solo* lo stato d'animo che ne consegue né, tantomeno, *solo* l'ulcera stessa.
La causa è sempre il fattore più importante, anche se non sempre è chiara. In alcuni casi, un certo stato d'animo affonda le radici nell'infanzia o si è sviluppato in un periodo di tempo così lungo da non sapere più quando si sia

manifestato per la prima volta. In queste circostanze è consigliabile curare soltanto lo stato d'animo o l'umore che si manifesta *in quel momento.* Man mano che il tempo passa e i rimedi cominciano ad avere effetto, vengono a galla anche le emozioni che ne sono alla base e finalmente si può capire quale sia l'origine del problema.

Ecco un interessante esempio. Supponiamo che qualcuno vi chieda aiuto perché soffre di ansia. Non avendo elementi sufficienti per prescrivere i rimedi giusti, dovrete chiedergli di descrivere il tipo di ansia che prova, per cosa si preoccupa e in che modo questo stato d'animo lo influenza, cercando di accertare cosa l'abbia provocato in prima istanza. La risposta potrebbe essere che è in ansia per il lavoro, per i figli o per la sua salute e proprio dalle sue risposte dipende la scelta del rimedio o dei rimedi. Supponiamo che costui affermi di essere preoccupato per la sua salute: ciò può far pensare che all'origine del suo stato d'animo vi sia la paura della malattia e in tal caso sarebbe necessario *Mimulus* (paura di cosa nota). Nel corso della conversazione, però, scoprite che costui non sopporta l'idea della malattia, perché lo fa sentire sporco o ammalato, che è ossessionato dalla pulizia, che non sopporta di vedere i cuscini fuori posto o i quadri storti. In questo caso sarebbe più adatto *Crab Apple.* Per restituire a questa persona il suo naturale equilibrio, quindi, sarebbero necessari entrambi i rimedi.

Supponiamo ora che la stessa persona si sia rivolta a voi perché soffre di un eczema di cui ritiene responsabili l'ansia e le preoccupazioni che l'affliggono. Ciò che vi deve interessare non è l'eczema – con il metodo Bach si cura la persona, non il sintomo –, perciò dovrete cercare di scoprire quali siano i veri motivi del suo stato d'animo. A un'altra persona che presenta gli stessi sintomi potrebbero essere adatti rimedi completamente diversi: non si può generalizzare, ognuno deve essere considerato come un individuo con caratteristiche uniche.

Il consulto

Quando si desidera capire quali siano i rimedi più adatti per qualcuno, l'aspetto più importante da considerare consiste nell'incoraggiare costui a parlare, prendendo man mano nota dei rimedi possibili: fare una domanda di tanto in tanto può aiutarvi a chiarire un aspetto o a spostare la conversazione su un nodo cruciale per capire i problemi. Spesso il vostro interlocutore può sentirsi – comprensibilmente – nervoso, specialmente se non vi conosce bene, quindi è importante cercare di metterlo a proprio agio. Dopo una piccola introduzione, potreste chiedergli se conosce qualcosa del metodo Bach. Se la risposta è negativa, spiegategli brevemente i principi su cui si basa, per aiutarlo a capire come funziona e cosa può aspettarsi.

Se ha difficoltà a spiegare il proprio stato d'animo o i propri problemi, affrontate la questione in modo indiretto, ponendogli qualche domanda sulla famiglia, sul lavoro, sulle vacanze, sui vicini di casa ecc. In questo modo toccherete i punti dolenti e lo aiuterete a spiegarvi il problema. Se il vostro interlocutore desidera parlare dei disturbi di cui soffre e si lancia in un lungo resoconto di acciacchi e malanni, non interrompetelo, perché è utile a entrambi le parti: l'uno ha la possibilità di sfogarsi e l'altro di raccogliere informazioni preziose studiando il modo in cui descrive le sue difficoltà. Se necessario, intervenite con qualche domanda, per esempio: "La deprime questo fatto?" – riuscirete così a spostare la conversazione sugli aspetti psico-emotivi – o chiedete quando si è manifestato per la prima volta il problema e quali erano gli eventi a cui si accompagnò.
Una volta individuati i rimedi più adatti, analizzateli insieme all'interessato. In alcuni casi potrebbe essere più opportuno prepararli senza discuterne i contenuti, ma in generale è importante spiegare di cosa si tratta, perché l'interessato possa capire *perché* li prende. L'individuazione del problema e il desiderio di risolverlo è il primo passo verso il ristabilimento dell'equilibrio e non dire nulla dei rimedi somministrati fa venir meno un importante aspetto del processo di guarigione. Comunque, se la persona in questione ritorna a casa con il cuore sollevato perché è riuscita a parlare con qualcuno dei suoi problemi e con rimedi di cui ha appreso il meccanismo d'azione, avrà speranza di migliorare: ciò giova molto al morale ed è la prima fase del processo di guarigione.

L'autoprescrizione

Sebbene sia facile usare i rimedi del dottor Bach, molti trovano più arduo curare se stessi che gli altri. Non è un fatto insolito: è senza dubbio difficile, soprattutto quando ci si sente giù di morale, essere obiettivi con se stessi e abbastanza lucidi da capire quali siano i rimedi più adatti. Forse ci si conosce troppo bene (o non ci si conosce abbastanza) e tutti i rimedi sembrano ugualmente necessari. Ecco perché molti preferiscono rivolgersi a un amico o a un esperto, anche se il sistema del dottor Bach è stato concepito soprattutto per l'autosomministrazione e quindi prevede l'autodiagnosi.
Se avete difficoltà a individuare i rimedi adatti, prendete nota di tutti quelli di cui vi pare di aver bisogno e poi ponetevi le stesse domande che porreste a un'altra persona se voleste aiutarla: "*Perché* ho paura?", "*Che tipo* di ansia provo?", "*Per cosa* mi preoccupo?". *Perché* è una domanda molto importante: è la risposta a essa, infatti, che vi consentirà di individuare il o i rimedi necessari. Può darsi, per esempio, che abbiate l'impressione di non avere fidu-

cia in voi stessi (*Larch*), ma che la ragione, il *perché*, sia che vi manca coraggio (*Mimulus*). Procedendo in questo modo e analizzando i motivi per cui scegliereste un determinato rimedio, eliminerete quelli non necessari dal vostro iniziale elenco. Ricordate, comunque, che dovete curare la causa e non l'effetto! Quest'ultimo spesso si manifesta con emozioni che confondono i contorni dell'immagine reale e che si dissiperanno soltanto dopo aver iniziato a curarne la causa.

È importante, ovviamente, anche tener conto della propria personalità nel suo complesso, in modo che la scelta del rimedio si basi su tutto il quadro e non soltanto su un suo particolare. Saprete sicuramente se siete timidi o estroversi, risoluti o indecisi, socievoli o riservati ecc. Pensate a voi stessi, al modo in cui reagite alle critiche, a come vi sentireste scoprendo di essere stati ingannati, al vostro stato d'animo in occasione di feste, riunioni o altri momenti di socializzazione, a come state quando guidate o a come affrontate la malattia o il dolore. Le vostre azioni, sensazioni e reazioni e la vostra capacità di *manifestare* o meno il modo in cui vi sentite sono tutti elementi importanti, che possono aiutarvi a capire quale sia il rimedio ideale. Analizzate poi il vostro umore o le vostre emozioni nel contesto della vostra personalità e del modo di vedere la vita: anche così riuscirete a eliminare altri rimedi e a ottenere un'immagine più chiara delle difficoltà riscontrate.

Ovviamente dovete essere molto onesti con voi stessi e ammettere di provare risentimento, gelosia, sospetto o di essere intolleranti. Anche se ciò può essere sgradevole, perché alcuni sentimenti ci sembrano meno nobili di altri, ricordate che tutti i rimedi del dottor Bach fanno riferimento a emozioni umane, comuni a tutti, e quindi non ha senso vergognarsene. Riconoscere determinati stati d'animo è il primo passo verso il ristabilimento dell'equilibrio interiore e il rimedio che fa al caso vostro vi aiuterà a raggiungere questa mèta.

Può essere molto utile anche trascrivere le proprie emozioni, come se ci si rivolgesse a un esperto. In questo modo è più facile mettere a fuoco il problema, anche perché il testo scritto può essere analizzato in modo più obiettivo. Molti lo ritengono un buon sistema, specialmente se il problema in esame è stato represso per qualche tempo. Parlarne per scritto diventa un atto liberatorio e terapeutico che costituisce il punto di partenza ideale per imparare a osservare se stessi e il proprio mondo psico-affettivo in modo più distaccato.

Un altro utile metodo per autoprescriversi un rimedio consiste nel considerare quale virtù si ha l'impressione che manchi e quindi quale aspetto del proprio carattere si desidera sviluppare o correggere. Alcuni potrebbero voler essere più sicuri di quello che si propongono di fare nella vita: riflettetevi sopra e chiedetevi di nuovo perché vi sentite *insicuri*. *Wild Oat*, *Scleranthus* o *Cerato* potrebbero fare al caso vostro: leggete attentamente la descrizione di ciascuno di essi e scegliete quella che più si avvicina alla vostra situazione. Altri potrebbero desiderare di essere più comprensivi nei confronti del prossimo e delle sue disgrazie (*Beech*) o di essere in grado di ascoltare di più (*Heather*) e così via. Potreste chiedere a un amico che vi è molto vicino come vi vede: anche in questo caso è indispensabile molta onestà. Pensa che siate troppo esitanti, troppo impazienti, troppo nervosi, troppo prepotenti, troppo facilmente manipolabili? Per verificare queste caratteristiche, potreste chiedergli quali sono secondo lui i vostri lati positivi: siete pazienti, coraggiosi, fate amicizia facilmente, siete forti e vi imponete? O siete gentili e ansiosi di aiutare gli altri? Come era solita dire Nora Weeks: "Chiedete la verità e non curatevi di quello che vi viene detto!".

Curarsi con il metodo Bach comporta un approccio alla malattia completamente diverso rispetto a tutti gli altri tipi di medicina. Quella ufficiale, per esempio, cura i sintomi e le malattie e anche quella omeopatica, per quanto si fondi su una concezione olistica, tiene conto dei sintomi. Il metodo Bach, invece, si concentra totalmente sulla personalità e sulle emozioni e molti hanno difficoltà a riconciliare questa impostazione con i propri disturbi. Tuttavia, come spiega il dottor Bach nel suo *I dodici guaritori e altri rimedi*: "Essendo la parte più sensibile e delicata del nostro corpo, la mente rivela l'insorgere e il decorso della malattia molto più chiaramente del resto dell'organismo; lo stato d'animo, quindi, è la guida che ci indica quale rimedio o rimedi siano necessari".

Il metodo Bach per i bambini

Molti si chiedono come sia possibile usare i rimedi del dottor Bach per i bambini, specialmente quelli più piccoli, che non sanno ancora esprimere esplicitamente le proprie emozioni. Anche in questo caso, occorre concentrarsi sulla persona e considerare la natura del bambino nel suo complesso: il suo stato d'animo è spesso evidenziato dal comportamento. Osservatelo mentre gioca. Si irrita facilmente quando non riesce a sistemare al posto giusto una tessera del puzzle o quando non riesce a far stare in piedi ciò che ha costruito con tanta pazienza? Distrugge tutto in un eccesso di collera o perde rapidamente interesse? È paziente, ipersensibile, attento? È indipendente o possessivo? Turbolento o quieto? Tutti questi elementi ci aiutano a scegliere il rimedio adatto. Un bambino molto attivo, per esempio, che non sta mai con le mani in mano, avrà bisogno di *Impatiens* e forse di *Vervain*. Un bambino gentile e riflessivo, che obbedisce e che finisce sempre per essere vittima dei compagni più prepotenti potrebbe avere bisogno di *Centaury*, e/o *Mimulus* se è molto timido e pauroso.

Vine sarebbe molto utile a quello più prepotente e forte; *Clematis* per quello troppo tranquillo e sonnacchioso; *Willow* per quello scontroso; *Chicory* per quello che cerca sempre di avere per sé tutta l'attenzione dei genitori.

Quando il bambino è malato, osservatelo bene per capirne lo stato d'animo: il modo in cui si comporta in questi casi è spesso la chiave per capire il suo temperamento e uno dei fattori più importanti nella scelta del rimedio. Fu proprio questa osservazione che fece giungere il dottor Bach alla conclusione che ci si deve concentrare sulla mente, sulle emozioni e, quindi, sulla persona e non sulla malattia. Egli disse una volta: "Quando aveva il morbillo, Tommy era irritabile, Sissy invece era silenziosa e torpida, Johnny voleva essere costantemente coccolato, il piccolo Peter era tutto nervi e molto spaventato, Bobby voleva essere lasciato solo ecc. Se la malattia produce effetti così diversi, non ha senso curarne solo i sintomi. È meglio curare Tommy, Sissy, Johnny, Peter e Bobby e farli stare bene – e addio morbillo!".
Anche con i neonati occorre procedere nello stesso modo. Bisogna osservarne attentamente il comportamento e il temperamento: al neonato di solito contento e sorridente si somministrerà *Agrimony* quando è inquieto; quello che piange e vuole essere coccolato, che non vuole essere messo a letto la sera per non essere lasciato solo e che cerca sempre di avere tutta per sé l'attenzione della mamma avrà bisogno di *Chicory* o di *Impatiens*, quando si mostra irritato e impaziente. Il "Rescue Remedy" generalmente ha un effetto calmante sui più piccoli ed è perciò utile in molte occasioni, soprattutto nei casi di spavento o di estrema inquietudine. Se, però, il problema persiste rivolgetevi al vostro medico di fiducia.
Nel bambino avvengono numerosi cambiamenti nel giro di breve tempo; il rimedio preparato con i fiori del noce (*Walnut*) è quindi molto utile nelle varie fasi del suo sviluppo: la dentizione, i primi passi, le prime parole, i primi giorni di scuola o la pubertà. Il noto nervosismo dei bambini di due o tre anni è spesso frutto della frustrazione che nasce dalla discrepanza tra lo sviluppo intellettuale – molto più avanzato – e quello fisico.
Si deve sempre tener conto della personalità e del temperamento del bambino, ma in generale si consiglia: *Holly* per questo tipo di nervosismo, che a volte si manifesta violentemente; *Walnut* per i cambiamenti che intervengono nelle diverse fasi della crescita; *Beech* per l'intolleranza; *Impatiens* per l'irritazione e l'impazienza; *Vervain* per la tensione e la frustrazione.
Vi sono molte altre situazioni in cui i rimedi possono rivelarsi utili: il primo giorno di scuola, per esempio, o il primo giorno in una nuova scuola può essere un piccolo trauma: il "Rescue Remedy" può essere efficace, insieme a *Walnut*, che aiuta ad adattarsi ai cambiamenti, e ad altri più adeguati alla personalità del bambino, per esempio *Larch* se non ha fiducia in se stesso, *Rock Rose* se soffre di incubi (oppure il "Rescue Remedy", che contiene *Rock Rose*), *Honeysuckle* se è disturbato da ricordi sgradevoli. Un altro momento difficile può essere quello che coincide con la nascita di un fratellino o di una sorellina: alcuni bambini accettano subito il nuovo arrivato senza alcun problema, mentre altri ne sono gelosi, si sentono minacciati o non amati come prima ap-

pena si accorgono che il fagottino che mamma ha sempre in braccio rimarrà per sempre. Se sono gelosi, somministrate loro *Holly*; se si sentono ignorati *Chicory*; se sono risentiti e scontrosi *Willow*.
L'altra importante fase di grandi cambiamenti è l'adolescenza, per cui si consigliano, oltre a *Walnut*, che favorisce l'adattamento al nuovo stato di cose, *Crab Apple*, che aiuta a eliminare quel certo imbarazzo per il mutamento dell'aspetto (può essere usato esternamente se l'adolescente soffre di acne: diluirne 2 gocce in 2 cucchiai d'acqua e applicare con un batuffolo di cotone dopo aver lavato accuratamente la parte interessata). In questo periodo in cui il bambino diventa adulto e cerca di affermare la propria indipendenza e identità individuale, sono frequenti gli stati d'animo negativi, cui si accompagnano vere e proprie tempeste di emozioni che i rimedi del dottor Bach contribuiranno a riequilibrare.
Crescendo accumuliamo esperienze che si fondono con la nostra natura, dando vita al nostro carattere e alla nostra personalità di adulto. Con il passare del tempo ci rendiamo conto con più chiarezza delle difficoltà della vita e ogni volta che ne affrontiamo una impariamo qualcosa di nuovo. Le prove che dobbiamo superare possono interferire o bloccare il processo di guarigione e l'azione svolta dai rimedi ne è ostacolata. Nei bambini, invece, questi ostacoli non esistono e i rimedi agiscono molto più in fretta in loro: prova ne sia il fatto che tutti noi abbiamo sicuramente avuto occasione di vedere qualche bambino correre per casa o giocare vivace come sempre anche con il viso ancora segnato dal morbillo o dalla varicella!
(Nota: Vedere anche pagg. 90-92, "I neonati" e "I bambini".)

I rimedi del dottor Bach per gli animali e le piante

Gli animali

Come nei bambini, anche negli animali i rimedi del dottor Bach agiscono molto in fretta. Per scegliere quello giusto è necessario ancora una volta tener conto del temperamento del soggetto in questione, nonché del suo particolare umore. La maggior parte dei cani, per esempio, abbaia contro chiunque gli passi davanti, ma i motivi possono essere molto diversi: alcuni abbaiano in continuazione perché hanno paura degli estranei (*Mimulus* o *Rock Rose*), altri perché sono sospettosi (*Holly*) e desiderano proteggere il padrone, altri ancora perché vogliono difendere il proprio territorio ed esprimere il dominio che

vi esercitano (*Vine*) o semplicemente perché sono cattivi (*Holly*). Il cane che cade vittima dell'aggressione di un altro trarrà senz'altro beneficio da *Mimulus* e *Centaury*.
Quando un animale si ammala, cambia anche il suo umore: un paio d'occhi tristi che vi guardano come se volessero dire "abbi pietà di me, sono malato" appartiene senz'altro a un animale che ha bisogno di *Willow*; nei casi di apatia e torpore si consigliano invece *Clematis* e *Wild Rose*; in quelli di irritabilità *Impatiens*; in quelli di aggressività *Holly* (e *Vine* se l'animale è solitamente aggressivo e prepotente).
Anche gli animali, come gli esseri umani, devono essere considerati come singoli individui, anche se gli appartenenti a certe specie hanno atteggiamenti e tendenze simili. I gatti, per esempio, sono quasi sempre orgogliosi e indipendenti (*Water Violet*), anche se ognuno di essi ha un temperamento particolare e unico.
Il "Rescue Remedy" è sempre utile per gli animali, dato che la paura provoca spesso gran parte dei problemi di cui soffrono. Il dosaggio è lo stesso consigliato per l'uomo: 4 gocce di "Rescue Remedy" e 2 di altri rimedi, che possono essere diluite in un po' d'acqua o aggiunte alla ciotola dell'acqua o del cibo o su un biscotto. Per gli animali di taglia grande, come i cavalli, si consiglia una dose di 10 gocce, da aggiungere a un secchio d'acqua, o le solite 4 gocce su una zolletta di zucchero da somministrare almeno 4 quattro volte al giorno o, se possibile, anche più spesso.

Le piante

Del benessere delle piante si occupano di solito i manuali di giardinaggio e l'idea di curarle con un metodo basato sull'analisi dello stato d'animo e della personalità potrebbe sembrare piuttosto peregrina, se non addirittura bizzarra. Ma le piante, come tutti gli esseri viventi, possiedono una forza vitale interna che reagisce alle energie terapeutiche donateci dalla natura.
Sebbene le piante siano di solito all'origine delle sostanze medicinali con cui l'uomo cura le proprie malattie, anch'esse traggono beneficio dalla somministrazione di queste stesse sostanze: chi ha dato riceverà anche! Chiunque abbia piante in casa o in giardino avrà notato di tanto in tanto qualche foglia che pende senza vita o gli effetti di varie malattie. Spesso la rinvasatura o lo spostamento provocano uno sconvolgimento, perché la pianta ha difficoltà ad adattarsi al diverso tipo di terreno o di ambiente e soffre di una sorta di shock che indebolisce la sua naturale capacità di sopravvivenza. In tutte queste occasioni i rimedi del dottor Bach possono essere molto utili alle piante e, a riprova di ciò, non sono certo mancati i successi.
Prescrivere il rimedio giusto per una pianta, comunque, in un primo momen-

to può sembrare abbastanza difficile, se non addirittura strano: non si può, ovviamente, chiederle di descrivere il suo stato d'animo, né tantomeno le sue emozioni! Esse, tuttavia, possono essere dedotte dall'aspetto, che esprime tutta una serie di bisogni. La pianta con le foglie abbassate e un aspetto triste e sofferente avrà bisogno di qualche goccia di *Willow;* quella che sembra aver rinunciato a vivere potrebbe risorgere a vita nuova con i fiori di *Gorse* e di *Crab Apple,* a meno che non vi siano tracce di un'eventuale malattia; quella che è appena stata rinvasata o spostata e la talea trarranno beneficio da qualche goccia di *Walnut* (l'aiuterà ad adattarsi al cambiamento) e di *Star of Bethlehem* (contro lo shock) o da altri rimedi che potrebbero essere adatti a seconda delle circostanze. Una pianta che è stata in un luogo poco luminoso e ha tentato con tutte le sue forze di tendersi verso al luce avrà bisogno di *Olive* per recuperare le energie perse, mentre il "Rescue Remedy" allevierà il trauma e la paura.

Per somministrare i rimedi prescritti, aggiungetene 10 gocce a un innaffiatoio colmo d'acqua (che potreste usare anche per altre piante: i rimedi possono solo fare bene) o 2 gocce (4 per il "Rescue Remedy") all'acqua con cui innaffierete solo quella determinata pianta. Ovviamente è importante non irrorarla eccessivamente, perché ciò comporterebbe ulteriori complicazioni: per somministrare il rimedio con la dovuta frequenza, perciò, diluitelo in un cucchiaino d'acqua e, soprattutto se sono secche o rovinate, spruzzate sulle foglie acqua a cui avrete aggiunto qualche goccia del rimedio prescelto (particolarmente adatto a questo scopo è il "Rescue Remedy", insieme a *Crab Apple*).

3
Preparazione e somministrazione dei rimedi

La preparazione dei rimedi

Preparare i rimedi del dottor Bach è molto semplice: non sono richiesti né l'applicazione di qualche tecnica sofisticata, né l'impiego di apparecchiature complesse, come spiegano Nora Weeks e Victor Bullen nel loro *The Bach Remedies. Illustrations and Preparation.*
Vi sono due metodi, a seconda che si sfrutti l'azione del sole o la bollitura. Il primo, scoperto dal dottor Bach, consiste nel porre le infiorescenze di una determinata pianta in una piccola ciotola di vetro colma di pura acqua di fonte e nel lasciarla al sole per tre ore, durante le quali l'acqua ne assimila, per così dire, le forze vitali. Trascorso questo lasso di tempo, le infiorescenze vengono eliminate e, per mantenere l'energia vitale assimilata dall'acqua, vi si aggiunge un po' di brandy (il conservante scelto dal dottor Bach): si ottiene così quella che viene definita Tintura Madre.
Il dottor Bach mise a punto questa tecnica nella fase iniziale della sua scoperta: in un primo tempo preparava i suoi rimedi seguendo il metodo omeopatico, ma non ne era soddisfatto perché desiderava metterne a punto uno che potesse essere compreso da chiunque desiderasse prepararli da sé. Un giorno vide una goccia di rugiada brillare sui petali di un fiore nel sole del primo mattino e si chiese se essa non avesse assorbito l'energia vitale e terapeutica della pianta, estratta dal calore del sole. Quando scoprì che ciò avveniva veramente, incominciò a raccogliere la rugiada dai fiori. In seguito, però, si rese conto che si trattava di un'operazione molto laboriosa e, dopo altre riflessioni, decise di riprodurre questo processo naturale usando una ciotola di acqua di fonte. Nasceva così l'originale metodo Bach, con cui da allora sono sempre stati preparati 20 dei suoi 38 rimedi.
Gli altri 18 si preparano, invece, mettendo a bollire qualche rametto su cui vi siano infiorescenze o amenti in pura acqua di fonte per circa mezz'ora, lasciando poi raffreddare il tutto. A questo punto si eliminano i rametti, perché durante la bollitura hanno ormai ceduto le proprietà terapeutiche all'acqua. Questo metodo è più simile a quello omeopatico e il dottor Bach lo riteneva il più adatto a estrarre l'energia vitale dalle 18 piante interessate.

Il passo successivo consiste nell'aggiungere il brandy alla Tintura Madre, ottenendo in tal modo il cosiddetto rimedio "stock" che, sebbene sia una diluizione della tintura di partenza, è considerato concentrato perché, prima di essere somministrato, deve essere ulteriormente diluito.
Mount Vernon è stato il centro propulsore dell'attività del dottor Bach fin da quando egli vi si trasferì nel 1934: da quel momento in avanti i suoi rimedi sono sempre stati preparati, secondo le sue precise istruzioni, in quello che poi è diventato il Bach Centre, un piccolo e modesto cottage situato nel cuore di un pittoresco paesino della campagna dell'Oxfordshire. Quando vi si stabilì, l'esimio floriterapeuta aveva scoperto già metà dei suoi rimedi e fu durante i suoi ultimi due anni e mezzo di vita che individuò i rimanenti, tutti preparati con le infiorescenze delle piante o degli alberi che crescono a poca distanza dal cottage. Con grande gioia egli constatò che anche i suoi primi 19 rimedi provenivano da piante di quella zona (ad eccezione dell'olivo e della vite), cosa che si verifica ancora oggi per la maggior parte delle infiorescenze con le quali vengono preparati i rimedi floreali i Bach.

Somministrazione e posologia

Tutti i rimedi del dottor Bach, nella forma originaria di estratto concentrato, sono conservati nel brandy (per questo si definiscono rimedi "stock") e si mantengono quindi per un periodo di tempo indefinito.
Possono essere somministrati in modi diversi. Essi sono innocui, anche in dosi superiori a quelle generalmente consigliate e anche se non sono quelli adatti al particolare stato d'animo o umore del paziente. Dato il modo in cui viene preparata la Tintura Madre, è evidente che non si ingerisce alcuna parte della pianta e che quindi i rimedi del dottor Bach non sono pericolosi, non contenendo alcuna sostanza che potrebbe provocare reazioni negative. L'unico ingrediente che potrebbe causare qualche obiezione è il brandy: come si dirà più diffusamente in seguito, però, ogni volta se ne assume soltanto una quantità minima, perché il rimedio "stock" viene ulteriormente diluito. Tuttavia è importante ricordare che vi sono persone allergiche all'alcol anche in dosi minime o che non lo possono ingerire perché lo vieta la loro religione.
Le principali modalità di somministrazione sono due: se ne possono diluire alcune gocce in un bicchiere d'acqua da sorbire a intervalli di qualche minuto, nel caso di un'emergenza o di un umore passeggero, o in una boccetta con contagocce per quei problemi radicati che richiedono una cura più lunga.
Per somministrare i rimedi del dottor Bach in quest'ultimo modo, sono necessari una boccetta da 30 ml o più piccola con relativo contagocce (la si può trovare in farmacia) e acqua minerale non frizzante. Verificate che la boccetta sia

pulita e priva della benché minima traccia di sostanze estranee e versatevi 2 gocce di ogni rimedio. Poi riempitela di acqua minerale e chiudetela con l'apposito contagocce. Prendetene 4 gocce almeno 4 volte al giorno o più, se lo stato d'animo negativo è molto intenso. Acquistate l'acqua minerale o di fonte quando decidete di preparare la boccetta, che vi durerà 2-3 settimane, in modo che sia fresca. L'acqua del rubinetto non è adatta, perché si altera molto rapidamente; tuttavia, se non potete disporne di altro tipo, potete usarla avendo cura di filtrarla, prima, e di aggiungervi poi un cucchiaino di brandy o di un altro alcolico per impedire che si alteri. Anche se si usa l'acqua minerale imbottigliata, questo accorgimento è consigliabile quando fa molto caldo, a meno che la boccetta contenente il rimedio diluito sia conservata nel frigorifero.

Potete prendere le gocce direttamente dal contagocce o diluirle in un po' d'acqua, in una tazza di tè o in qualche altra bevanda. Prima di ingerire il rimedio, cercate di tenerlo in bocca per qualche secondo e di visualizzare l'energia positiva che state assorbendo attraverso esso, come se fosse una boccata di aria fresca.

Cercate di non prendere più di sei rimedi insieme, non perché l'effetto dell'uno elida quello dell'altro, ma perché l'effetto stesso potrebbe non essere chiaro e i risultati deludenti. Comunque ognuno, in quanto individuo unico, ha esigenze diverse: alcuni possono avere bisogno di uno o due rimedi soltanto, altri invece possono averne bisogno di sette od otto, nel qual caso è meglio somministrarli tutti, piuttosto che tralasciarne uno o due essenziali col rischio di far mancare alcuni elementi fondamentali per il processo di ristabilimento dell'equilibrio interiore. Dopo qualche tempo, quando si constatano i primi miglioramenti, si possono tralasciare i rimedi che hanno già prodotto il loro effetto. Allo stesso modo, se nel corso della cura dovessero manifestarsi altri stati d'animo, si possono aggiungere quelli corrispondenti. Ciò accade spesso, perché l'avvio del processo di ristabilimento dell'equilibrio interiore equivale a una sorta di pulizia che rivela emozioni per tanto tempo nascoste e dimenticate: proprio come l'acqua di una pozza può apparire pulita e intorbidarsi quando la si agita per togliere i detriti depositati sul fondo, così il nostro mondo interiore, dopo un primo rimescolamento, può far tornare a galla umori e stati d'animo dimenticati.

Alcuni trovano più comodo diluire semplicemente qualche goccia del rimedio "stock" in un bicchiere d'acqua: questo è in effetti il metodo più adatto nel caso di un'emergenza o quando lo stato d'animo da curare è passeggero e non costituisce il culmine di una serie di emozioni. Invece di riempire una boccetta con acqua in cui sia stata diluita qualche goccia dei rimedi necessari, diluite semplicemente 2 gocce di ciascuno di essi in un bicchiere d'acqua (la dimensione non importa) e bevete a intervalli di qualche ora, fino a quando l'umore non sia passato. Si può adottare questo metodo anche per cure più e-

stese nel tempo, diluendo ogni giorno in un bicchiere d'acqua i rimedi e bevendo ogni 2 ore, anche se non è così comodo come il precedente (la boccetta dura all'incirca 2-3 settimane, mentre il bicchiere deve essere preparato ogni giorno). La scelta spetta, come sempre, all'individuo perché, in ogni caso, non c'è pericolo di iperdosaggio.
Quale che sia il metodo prescelto, si consiglia di prendere la prima dose il mattino appena alzati, l'ultima prima di coricarsi e le altre durante il giorno o la notte, se ci si sveglia.
Per i neonati, diluite qualche goccia nel latte o nel succo di frutta, somministrandola con il biberon o con un cucchiaino. Durante l'allattamento al seno, prendendo i rimedi necessari la madre li passerà al figlio con il suo latte. Dato che questa soluzione richiede un certo lasso di tempo prima che essi siano assorbiti dal latte stesso, se occorre intervenire rapidamente è meglio però somministrare i rimedi per via orale con un cucchiaino.
Come abbiamo visto in precedenza, il "Rescue Remedy" si differenzia dagli altri solo perché è composto da più ingredienti e perché se ne somministrano 4 gocce invece di 2. Per quanto riguarda il metodo di preparazione, invece, non c'è alcuna differenza. Lo si può prendere insieme agli altri rimedi o, meglio, diluito in un bicchiere d'acqua da bere a piccoli sorsi fino a quando lo shock o il panico diminuiscono. Se, per qualsiasi motivo, non fosse possibile procurarsi un bicchiere d'acqua, se ne possono prendere 4 gocce direttamente dal contagocce, ricordando che, come tutti gli altri rimedi, contiene brandy e quindi avrà un sapore forte. In alternativa alla somministrazione per via orale, lo si può applicare anche sulle tempie, sulle labbra, sui polsi e dietro le orecchie: l'effetto sarà il medesimo.
Il "Rescue Remedy" e gli altri rimedi possono essere utili anche per traumi esterni: poche gocce di "Rescue Remedy" sulla pelle dopo una leggera bruciatura alleviano il dolore; altrettanto efficaci sono gli impacchi con l'acqua in cui lo si è diluito. Anche la crema preparata con questo rimedio è utile in diverse eventualità: per combattere il bruciore provocato delle ortiche, per i massaggi e così via.

L'azione dei rimedi

Come si è potuto vedere nel paragrafo precedente, con i rimedi del dottor Bach non si ingerisce alcuna parte della pianta. Può risultare difficile, quindi, comprendere come funzionino effettivamente. Innanzitutto è importante capire che l'energia è una forza vitale di cui partecipa tutta la natura, compreso l'uomo, e che le proprietà terapeutiche di un fiore possono perciò essere considerate una sorta di prodotto della forza vitale di una pianta o, meglio, la sua

anima, il suo spirito, che, essendo un elemento intrinseco, non può essere né toccato, né distrutto in alcun modo.
Ogni forma di vita ha uno scopo ben preciso: dalla più semplice alla più complessa, tutte svolgono una funzione ben definita nel grande ingranaggio del mondo, anche le piante. Alcune forniscono nutrimento all'uomo e agli animali, altre ospitano e offrono la possibilità di sopravvivere a forme di vita parassitarie, altre ancora producono nutrimento per il suolo o emettono molecole di ossigeno, altre hanno proprietà terapeutiche di cui si può beneficiare estraendone l'olio essenziale o consumandone le foglie o le radici secche. I rimedi del dottor Bach sono un estratto della *forza* terapeutica della pianta, che non è un elemento tangibile e concreto. Non la si può infatti misurare o analizzare come si fa con una sostanza chimica o un farmaco. Esaminare le proprietà terapeutiche di questi rimedi con i metodi scientifici sarebbe come cercare di spiegare scientificamente perché una certa musica ci commuove o perché la vicinanza del mare ci rilassa. Si tratta di fenomeni che sfuggono all'analisi e alla misurazione, ma non per questo sono meno veri. Le stesse considerazioni valgono per i rimedi: la loro energia risanante solleva le nostre vibrazioni e sblocca i canali della mente consentendoci di vivere la vita con più ottimismo e di ritrovare quella forza e quell'armonia interiori che consentono all'organismo di riacquistare la salute.
I rimedi del dottor Bach, perciò, aiutano il nostro organismo a guarire da sé: non devono essere considerati alla stregua di una serie di farmaci, ma parte integrante della vita stessa. Quando si ha fame si mangia, quando si ha sete si beve, quando si ha paura si prende *Mimulus*, quando ci si sente irrequieti *Impatiens*: è tanto semplice!

La durata della cura

Per quanto tempo devono essere somministrati i rimedi del dottor Bach e dopo quanto ci si possono aspettare i primi risultati? Non si può dare un'unica e definitiva risposta a questa domanda, perché ciascuno di noi è un individuo unico che vive situazioni uniche. In generale, comunque, sugli umori e le emozioni passeggere che sono di origine recente o che si sono manifestati all'improvviso agiscono rapidamente (a volte possono essere sufficienti solo poche dosi), mentre su quelli più radicati e che si manifestano ormai da parecchi mesi, anni o addirittura decenni agiscono più gradualmente.
Spesso ci si rende conto di un miglioramento o di un progresso solo quando ci si guarda indietro, proprio perché i rimedi floreali di Bach agiscono in modo naturale: allora emerge il nostro vero io e, come quando incontriamo un vecchio amico, ci sentiamo pervasi da un senso di benessere e di felicità, l'e-

lemento estraneo – la depressione, l'ansia, l'ira – sparisce per lasciar posto alla fiducia, al coraggio, alla serenità, alla gioia, cioè gli stati d'animo verso cui tendiamo e che ci fanno recuperare la nostra vera identità.
La risposta, quindi, è dentro di noi e possiamo contribuire al ristabilimento del nostro equilibrio interiore con l'ottimismo: può sembrare difficile all'inizio, ma con l'aiuto dei rimedi del dottor Bach ritroveremo speranza e forza.
La malattia è un po' come una rampa di scale che ci pare tanto più lunga e ripida quanto peggiore è il nostro stato di salute: con l'aiuto dei rimedi, si impara, però, a salire un gradino alla volta fino ad arrivare in cima. C'è chi sale lentamente, un passo dopo l'altro, c'è chi invece sale a grandi balzi e senza alcuna fatica e chi si deve fermare di tanto in tanto per riprendere fiato. Comunque si proceda, tuttavia, si sale sempre. Alcuni rimedi ci aiutano a ritrovare la strada se l'abbiamo persa o a proseguire anche se abbiamo paura di affrontare il gradino successivo.
La vita è fatta di sfide continue – gradevoli o sgradevoli a seconda dei casi – che hanno tutte una caratteristica in comune: ciascuna ha lo scopo di insegnarci a conoscere la vita e di arricchire la nostra esperienza. Tutti gli eventi attraverso cui passiamo nella vita, anche i più negativi, ci lasciano sempre qualcosa di utile: passata la sofferenza, sta a noi saper riconoscere certi segni, se dovessero ripresentarsi, e ripristinare il nostro equilibrio prima di dover soffrire ancora tanto. Questa è la lezione che dobbiamo imparare: i rimedi ci aiutano e ci indicano la strada, ma il vero miglioramento – il ristabilimento del nostro equilibrio psico-fisico – è un processo interiore.

Seconda parte

Domande e risposte

Documento a cura del Bach Centre

A chiunque possa interessare

I rimedi del dottor Bach sono il risultato della lavorazione di fiori e piante selvatiche *assolutamente* non velenose. Essi svolgono un'azione benefica, pertanto possono essere somministrati senza alcun pericolo a persone di ogni età. Scopo di questi prodotti è ripristinare l'equilibrio tra mente, corpo e spirito nei momenti in cui le spinte emotive possono ritardare il ristabilimento del paziente. Agendo su queste ultime in modo naturale, essi possono infatti integrare, ma non sostituire la cura prescritta dal medico. Qualsiasi correlazione tra condizioni fisiche e stato d'animo descritta nei testi pubblicati su questo argomento è da intendersi nel senso sopra indicato, né si sostiene in alcun modo che i rimedi del dottor Bach curino sintomi e malattie *in quanto tali*: il consiglio di rivolgersi al proprio medico curante è da intendersi come *sempre* valido.

In questa sede non si intende in alcun modo pubblicizzare i rimedi del dottor Bach né sollecitarne il consumo; ogni qualvolta i pazienti hanno contattato gli esperti di floriterapia del Bach Centre – sempre spontaneamente – è stato loro spiegato chiaramente il metodo e le sue implicazioni, perché non ne avessero un'immagine fuorviante. Nei cinquant'anni trascorsi dal momento in cui il loro scopritore incominciò a prepararli, i suddetti rimedi, comunque, si sono rivelati efficaci e utili, come possono confermare esperti e profani di tutto il mondo.

4
Informazioni generali

Il Bach Centre organizza corsi o seminari?

In passato si riteneva che non fosse necessario organizzare corsi sull'argomento semplicemente perché i libri pubblicati erano già sufficientemente esaustivi e chi desiderava ulteriori consigli avrebbe potuto rivolgersi al Bach Centre, dove avrebbe trovato persone ben felici di rispondere alle sue domande.
Oggi, però, con il crescente interesse per il metodo Bach e il sempre maggior numero di persone desiderose di saperne di più, si è deciso di tenere incontri di un giorno, al Bach Centre, che offrono ai visitatori la possibilità di vedere la casa del dottor Bach, Mount Vernon, i mobili che egli stesso costruì, alcune delle Tinture Madre da lui preparate e alcuni dei suoi scritti, nonché di partecipare a seminari veri e propri corredati di diapositive e videocassette. Ciò è stato possibile soltanto trasferendo la produzione a un sito adiacente, mentre il vecchio laboratorio è stato trasformato in una sala conferenze.
Avendo più tempo da dedicare all'aspetto più bello del lavoro, si è anche pensato di organizzare brevi corsi. Il motivo di quello che può sembrare un radicale cambiamento di impostazione è ancora una volta connesso al crescente interesse per il metodo Bach: occorre infatti poter consigliare indirizzi alternativi a quanti desiderano rivolgersi a un esperto in materia a una distanza ragionevole, dato che non tutti possono recarsi a Mount Vernon, ovviamente. Inoltre, poiché si propone una presentazione generale della materia che sottolinea l'importanza di applicare i metodi di prescrizione concepiti dal dottor Bach, è altrettanto fondamentale poter raccomandare medici che si conformano alla purezza della metodologia originale.
Per ottenere informazioni sui seminari e sui corsi ci si può rivolgere al Bach Centre (oppure ai distributori elencati a pag. 109).

Quali sono le letture consigliate per iniziare?

Sui rimedi del dottor Bach sono stati pubblicati vari libri che, in genere, sono molto chiari e consentono a gran parte dei lettori di utilizzare questa particolare terapia senza doversi rivolgere a uno "specialista". Ed era proprio desiderio del dottor Bach che la sua opera fosse presentata in termini così semplici che chiunque, indipendentemente dal grado di istruzione o dall'attività svolta, potesse capire e usare i rimedi senza temere di sbagliare. Alcuni, tuttavia, vogliono acquisire una conoscenza più approfondita di ciascun rimedio: in tal senso, quindi, già questo libro svolge una funzione guida, insegnando come mettere al loro posto le diverse tessere del puzzle e consentendo anche ai più incerti di fare il primo passo con la dovuta sicurezza. Gli altri principali testi sull'argomento sono:

1. *I dodici guaritori e altri rimedi.* Essendo stato scritto dal dottor Bach stesso, che in esso descrive i suoi 38 rimedi, è *il* testo fondamentale che, per la conoscenza del metodo, equivale alla Bibbia per i cristiani. Tutte le altre opere pubblicate finora su questo argomento hanno carattere complementare.
2. *Guarisci te stesso.* Scritto anch'esso dal dottor Bach, questo libro spiega la concezione filosofica alla base dell'opera del grande floriterapeuta ed è scritto in modo tale da consentire a tutti di capire il suo meraviglioso messaggio. (Nota: Per il loro contenuto informativo, i due libri appena citati sono consigliati ai principianti.)
3. *The Bach Remedies Repertory.* È una sorta di indice da usarsi esclusivamente come testo di riferimento quando si ha qualche dubbio sulla prescrizione. Contiene un elenco dei vari stati d'animo e dei rimedi che potrebbero essere adatti per ciascuno di essi. Prima di fare la scelta definitiva, però, è necessario controllare la descrizione di ogni rimedio in uno dei libri citati in questo elenco, per esempio *I dodici guaritori e altri rimedi, I fiori di Bach* ecc. È uno strumento molto utile per la pratica, anche se non completo.
4. *Dictionary of the Bach Flower Remedies.* Consigliato soprattutto ai meno esperti, vi sono elencati gli aspetti negativi e positivi degli stati d'animo connessi a ciascun rimedio. La sua consultazione è pratica e agevole: chi si riconosce in uno o più dei primi avrà bisogno del rimedio in questione, chi si riconosce nei secondi, invece, non ne avrà bisogno.
5. *I fiori di Bach.* Si tratta di un'altra guida alla prescrizione, la più completa che esista. Raccoglie le descrizioni dettagliate dei rimedi e dei casi scritte nel corso degli anni da Nora Weeks per il "Bach Newsletter". Curato dal dottor Chancellor, che ha ricevuto per quest'opera il benestare di Nora Weeks, è corredato dalle illustrazioni a colori delle piante con cui sono preparati i rimedi, eseguite molti anni fa da Nora Harrison.
6. *Medical Discoveries of Edward Bach, Physician.* È la biografia di Edward Bach scritta da Nora Weeks. Soltanto lei avrebbe potuto essere l'autrice di un'opera di questo genere, avendolo seguito nella ricerca che lo portò alla sua importante scoperta, e a lei il dottor Bach affidò il compito di continuare la sua opera dopo la morte, avvenuta nel 1936.

7. *The Benefits of the Bach Flower Remedies.* Ne è autrice una grande amica di Nora Weeks, che con il suo libro non spiega come prescrivere i rimedi del dottor Bach, ma il significato della sua scoperta e della sua opera.
8. "The Bach Remedy Newsletter". È un vero e proprio bollettino informativo che contiene notizie, annunci, descrizioni di casi particolari e nuovi sviluppi a livello nazionale e internazionale. Pubblicato con cadenza quadrimestrale (aprile, agosto e dicembre), è uno strumento che permette al Bach Centre di mantenere un contatto con tutti.
9. *Story of Mount Vernon,* di Judy Howard. È la storia di questa piccola casa e soprattutto della dedizione dei collaboratori ed eredi del dottor Bach, Nora Weeks e Victor Bullen, durante i quaranta e più anni trascorsi a Mount Vernon. A loro va il merito di aver rispettivamente continuato e sviluppato l'opera del dottor Bach, permettendo alle scoperte del grande medico di arrivare fino a noi.
10. *The Bach Flower Remedies. Illustrations and Preparations.* Ne sono autori Nora Weeks e Victor Bullen, che nel 1964, in onore dell'opera del grande medico, pubblicarono questo libro per far conoscere anche ad altri l'essenza della natura che i rimedi del dottor Bach catturano. L'ultima edizione, corredata di fotografie a colori, è del 1990.
11. *The Original Writings of Edward Bach.* Redatto con documenti provenienti dagli Archivi del "Dr. Edward Bach Healing Trust" e attualmente proprietà dello "Healing Trust" del Bach Centre, questo libro consente di conoscere il pensiero del dottor Bach in tutte le sue sfumature.
12. Il poster a colori dei rimedi del dottor Bach. Descrive gli aspetti negativi e positivi degli stati d'animo collegati a ogni rimedio ponendoli all'interno di una grande ruota, insieme alle illustrazioni di ogni fiore utilizzato.
(Nota: Per ulteriori informazioni, vedere anche il capitolo 10, "Letture consigliate...".)

Per quanto tempo si mantengono i rimedi?

Se le boccette non vengono aperte, possono durare per un periodo di tempo indefinito, purché siano conservati in un luogo fresco e al riparo dalla luce. Se col tempo dovesse formarsi un sedimento, che comunque è del tutto innocuo, si può filtrare il rimedio prima di utilizzarlo, se si ritiene necessario. Al Bach Centre si conservano ancora alcune Tinture Madre preparate dal dottor Bach, che sono ancora tanto efficaci oggi quanto lo erano cinquant'anni fa.
(Si declina ogni responsabilità per l'eventuale deterioramento del brandy che funge da conservante.)

I rimedi possono essere utili in odontoiatria?

Certo. I dentisti infatti rivelano un sempre maggiore interesse per i rimedi del dottor Bach. Il "Rescue Remedy", per esempio, è molto utile prima di qualsiasi intervento se il paziente è teso e preoccupato. Per gli ansiosi e gli apprensivi si consiglia di aggiungervi *Aspen*; per chi è tormentato da un'idea fissa, che si ripete come un disco inceppato, *White Chestnut*. Quale che sia il rimedio prescelto, è consigliabile portarlo con sé dal dentista o, se quest'ultimo non è contrario (il medico è pur sempre lui!), diluire 4 gocce di "Rescue Remedy" nel bicchiere dello sciacquo o del colluttorio, che miglioreranno le naturali capacità di ripresa.

Cosa sono i "sette nosodi di Bach"? Sono in commercio?

(Nota: Nosodo è un termine usato in omeopatia che significa più o meno antidoto.)
Quando il dottor Bach esercitava ancora la professione medica nel suo studio di Harley Street, lavorava spesso anche nei laboratori del Royal Homeopathic Hospital di Londra: a quell'epoca, studiando in particolare il rapporto tra tossiemia intestinale e malattie croniche, isolò 7 ceppi di batteri presenti nella flora intestinale. A partire da questi ultimi – e applicando i metodi omeopatici – preparò 7 nosodi la cui somministrazione per via orale si dimostrò molto efficace per purificare il tratto intestinale. Il metodo di prescrizione era già molto simile a quello per cui sarebbe diventato famoso in seguito: egli somministrava un certo nosodo in base alla personalità dei suoi pazienti, che divise in 7 sette gruppi, uno per ogni nosodo. I nomi attribuiti ai sette gruppi diedero il titolo alle sette parti del volume *I dodici guaritori e altri rimedi*, perché erano collegati a vari tratti caratteriali o tipi di personalità che sarebbero stati alla base del metodo Bach. I nosodi di Bach, noti anche come i "sette nosodi intestinali" vengono ancora utilizzati in certi ospedali omeopatici e da alcuni omeopati. A Mount Vernon, tuttavia, non vengono più prodotti perché, a differenza dei rimedi, curano i sintomi fisici.

Negli ultimi cinquant'anni sono state individuate molte malattie che all'epoca del dottor Bach erano sconosciute. Se fosse ancora vivo, avrebbe scoperto altri rimedi?

Poiché i rimedi non si propongono di curare i sintomi delle malattie, ma di correggere certe asperità del carattere o della personalità, l'identificazione di nuove patologie non avrebbe in alcun modo influito sull'opera del dottor

Bach. Come è spiegato chiaramente in tutte le opere pubblicate sull'argomento, i rimedi del dottor Bach agiscono sulla sfera psichica e non su quella fisiologica (vedere a questo proposito la spiegazione alle pagg. 66-68). Il dottor Bach, inoltre, dichiarò che la sua opera era completata (vedere l'introduzione e la domanda di pag. 70), affermazione che i successi ottenuti finora con il suo metodo di cura hanno ampiamente confermato.

Si dice che alcune delle piante con le cui infiorescenze si preparano i rimedi del dottor Bach non sono più reperibili. L'olmo inglese, per esempio, sarebbe stato distrutto dall'epidemia della grafiosi dell'olmo. È vero?

L'olmo inglese, che nella zona circostante al Bach Centre ora ha ripreso a crescere, ma non a fiorire, è ancora molto diffuso in altre regioni. Per quanto riguarda la preparazione dei rimedi, dunque, ciò comporta solo diversi spostamenti, ma questo è tutto. Lo stesso si è dovuto fare per altre piante: la pazienza e la forza d'animo degli operatori del centro sono state messe a dura prova, ma finora non sono mai stati delusi, perché la fiducia nel proprio operato li ha sempre sorretti.

I rimedi di Bach sono considerati una terapia alternativa o complementare?

Si tratta certamente di una terapia complementare, per il semplice fatto che può essere adottata contemporaneamente ad altre – siano esse allopatiche od omeopatiche – e interagire con esse. (Con ciò si risponde in parte anche alla domanda successiva.)

I rimedi di Bach interferiscono con l'azione di altre terapie?

Certamente no, perché agiscono a livello psico-spirituale e non interferiscono con gli effetti di altre terapie applicate al corpo, anzi, accelerano il ristabilimento affrontando l'aspetto psicosomatico della malattia, risalendo cioè alla sua causa originaria.

Come ha fatto il dottor Bach a scoprire i fiori da cui ha estratto i suoi rimedi? Con metodi scientifici, sperimentali o altri ancora?

Per arrivare alla sua scoperta, il dottor Bach sperimentò (su di sé) i primi 19 rimedi che aveva messo a punto grazie alla sua preparazione di omeopata, al-

la sua conoscenza delle piante e della natura in generale e, soprattutto, grazie alla sua grande sensibilità e intuizione. In seguito, nei suoi ultimi anni di vita, dopo essersi stabilito a Mount Vernon, scoprì gli altri 19 rimedi e incominciò a soffrire di angosce (in alcuni casi molto forti) e di disturbi fisiologici (provocati dallo stato psicologico), per ciascuno dei quali riuscì a trovare un antidoto nella natura.
Il dottor Bach ha agito esattamente come Pasteur e Hahnemann, che non esitarono a fare da cavie per trovare il modo di curare una malattia. Vi era, però, una sottile differenza: certi stati d'animo o certe condizioni della nostra mente, a differenza delle patologie provocate da germi e veleni, non possono essere raggiunti volontariamente, a meno che non si attinga a un "livello più elevato". Una volta raggiunto lo stato d'animo o la condizione psicofisica, egli fu, per così dire, *indotto* a trovare la cura.

Come agiscono i rimedi?

A questa domanda si è risposto già molte altre volte, in modi diversi a seconda del particolare tipo di interesse di chi la poneva. Le persone più portate alle riflessione hanno certamente già capito che la vita è innanzitutto unità – l'unità di mente, corpo e spirito – e che, quando tutti e tre gli aspetti raggiungono un certo equilibrio, il corpo (creato come il più perfetto sistema autosanante) ha la possibilità di innescare propri meccanismi di autoregolazione. È quando questo equilibrio viene meno che si apre la porta da cui entrano la malattia, la debolezza ecc. Lo scopo dei rimedi è quello di ristabilire l'originario equilibrio, in modo che ciascuno possa rimettersi in cammino sul percorso che il destino gli ha riservato. Alcuni si renderebbero allora conto di non avere ancora sufficientemente sviluppato la propria coscienza superiore – un processo che, comunque, non può essere imposto perché dipende dal grado di evoluzione del singolo individuo. Tutti abbiamo raggiunto un certo grado di sviluppo a livello spirituale e non possiamo superarlo fino a quando non avremo assimilato le lezioni della vita e dell'esperienza (l'obiettivo ultimo della nostra incarnazione).
Non esiste, tuttavia, risposta migliore a questa domanda di quella data dal dottor Bach durante un seminario a Southport nel 1934: "L'effetto di questi rimedi consiste nell'accrescere le nostre vibrazioni e attivare i ricettori del nostro Io spirituale; nell'inondare la nostra natura della particolare virtù di cui abbiamo bisogno e nell'eliminare gli errori che ci causano tanto dolore. Come la musica più sublime o tutto ciò che di glorioso esiste e può ispirarci, essi possono innalzare la nostra natura e farci avvicinare alla nostra anima, portandoci in questo modo la pace e alleviando le nostre sofferenze. Essi guariscono, non attaccando la malattia, ma inondando il nostro corpo delle mera-

vigliose vibrazioni della nostra natura superiore, alla presenza della quale la malattia si scioglie come neve al sole".

Alcuni affermano che i rimedi del dottor Bach hanno un effetto placebo. È vero?

No. Lo dimostra l'efficacia dei rimedi sui bambini e sugli animali, nonché sui soggetti di temperamento estremamente irritabile o in preda all'ira, che non sono certamente sensibili ad alcuna forma di autosuggestione.

Hanno effetti collaterali o inducono assuefazione?

Assolutamente no. Possono essere somministrati a persone di ogni età e non c'è pericolo di iperdosaggio o di effetti collaterali dannosi. Anche se si scegliesse il rimedio sbagliato, non si provocherebbe alcun danno (per ulteriori chiarimenti, vedere la domanda sulle reazioni, pag. 72).

Qual è la pronuncia corretta del nome del dottore: Bach come il compositore o "Batch"?

Molti ci fanno ancora questa domanda, e in Gran Bretagna sono soprattutto i gallesi, secondo i quali – non a torto – la pronuncia corretta prevede un suono gutturale (in questo modo assume il significato di "piccolo", "caro") perché la famiglia del dottor Bach era di origine gallese. Quando però il giovane Bach iniziò l'apprendistato presso lo University College Hospital, i suoi colleghi, per la maggior parte inglesi, decisero di chiamarlo "Batch" e con questo nome è divenuto famoso da allora. Anche a Mount Vernon, data l'abitudine radicata, il suo nome viene ancora pronunciato così, ma si accettano entrambe le versioni perché non si può certamente pretendere che tutti conoscano la piccola storia che si nasconde dietro questo nome.

L'inquinamento, le macchine a raggi X in uso negli aeroporti ecc. possono danneggiare in qualche modo i rimedi?

Quasi tutte le piante e gli alberi le cui infiorescenze sono utilizzate per preparare i rimedi crescono a poca distanza da Mount Vernon, che è posto al centro di una bella regione agricola e certamente non molto inquinata. Ovviamente, anche qui gli agricoltori usano gli anticrittogamici e le piogge possono

avere un tasso di acidità superiore alla norma, ma si cerca di raccogliere la materia prima nei luoghi meno contaminati. Detto questo, occorre comunque ricordare che prendendo i rimedi del dottor Bach non si ingerisce alcuna parte dei fiori, ma se ne assimila la forza vitale (è solo questa che, con i metodi messi a punto dal dottor Bach, viene estratta dalle infiorescenze): una cura potente, in ultima istanza un potere vitale la cui essenza non può certamente essere alterata dalle attività umane. La possiamo paragonare, in un certo qual modo, a noi stessi: quando abusiamo del nostro corpo prendendo droghe, eccedendo nel bere o nel mangiare e abbreviando in questo modo la nostra vita, nonostante i danni provocati al nostro essere fisico la nostra forza vitale – anima o in qualsiasi altro modo la si voglia chiamare – continuerà a esistere intatta e pura, proprio come quella delle piante.
L'efficacia dei rimedi, come si è già detto, dipende dal potenziale terapeutico dei fiori ed esso rimane intatto anche dopo essere passato attraverso le macchine a raggi X. Ovviamente sarebbe meglio evitarli, se fosse possibile, e far ispezionare le merci manualmente: gli operatori del Bach Centre, comunque, spediscono i rimedi in tutto il mondo da quasi cinquantacinque anni e, nonostante siano sottoposti ai controlli richiesti, hanno sempre mantenuto intatta la loro efficacia, il che conferma che le loro proprietà terapeutiche rimangono inalterate.

Che tariffa devo applicare? (Molti pongono questa domanda perché sentono la necessità di conformarsi agli standard del dottor Bach.)

Vi sono persone di buona volontà che aiutano il prossimo con i rimedi del dottor Bach senza chiedere nulla in cambio, nonostante abbiano dovuto impiegare a tale scopo le proprie risorse. Chiunque abbia letto qualcosa della vita del dottor Bach sa che era un uomo molto generoso, e alcuni sentono di doverlo emulare.
Inizialmente, quando riceveva in un ambulatorio preso in affitto, egli non presentava alcuna parcella, ma con il passare del tempo si rese conto che si rivolgevano a lui poche persone, perché il fatto di ricevere "qualcosa per nulla" ingenerava un certo sospetto. Allora decise di appendere alla parete una targa in cui si invitavano i pazienti a lasciare un'offerta libera, se l'avessero desiderato. Anche così, però, non ottenne alcun risultato (si ritrovò soltanto con una collezione di monetine e bottoni!). Di conseguenza, decise di chiedere una somma simbolica, e subito il numero dei pazienti aumentò: in questo modo aveva assunto un'aria di "rispettabilità" e poteva curare più persone, l'unico suo vero obiettivo. Ovviamente – non è necessario specificarlo – continuò a regalare i suoi rimedi non appena se ne presentava l'occasione, soprattutto agli anziani e ai poveri.

Non preoccupatevi, quindi, di dover applicare una tariffa, ma limitatevi a chiedere una somma che vi consenta di coprire le spese.

Molti di coloro che visitano il Bach Centre sperano di potervi andare in uno dei giorni in cui si preparano i rimedi...

Purtroppo non è così facile quanto potrebbe sembrare, perché si possono raccogliere le infiorescenze e preparare un determinato rimedio soltanto se la pianta è in condizioni ottimali e se, al tempo stesso, le condizioni atmosferiche sono ideali. In tal caso si preparano tutti gli attrezzi e si va sul posto, interrompendo ogni altra attività.
È impossibile, quindi, prevedere il giorno in cui viene preparato un rimedio: le condizioni atmosferiche in Inghilterra sono particolarmente variabili e il tempo è così prezioso, al giorno d'oggi, che si devono sfruttare subito le occasioni che si presentano.

Che significato hanno le cifre 1-20 e 1-40 riportate sulle etichette di alcuni prodotti?

Queste cifre indicano il contenuto d'acqua rispetto all'essenza floreale nella Tintura Madre di partenza: le prime si riferiscono al metodo di preparazione basato sull'esposizione ai raggi solari; le seconde al metodo basato sulla bollitura. Si tratta di indicazioni previste dalla legge in materia di prodotti farmaceutici, ma non sono di alcuna rilevanza per il metodo Bach, quindi non vale la pena di preoccuparsene. Si consiglia di seguire le istruzioni riportate sul foglietto illustrativo allegato o sull'etichetta.

I rimedi del dottor Bach hanno etichette diverse nei diversi paesi. Perché?

Come tutti sanno, i vari paesi del mondo hanno leggi diverse in materia di esportazione e importazione a cui i rimedi del dottor Bach devono conformarsi. Sull'etichetta dei rimedi venduti in Gran Bretagna, per esempio, si legge: "Acquistato nel Regno Unito", una dicitura prevista dalla legge che intende evitare la distribuzione "non autorizzata" di merci. I distributori hanno lavorato sodo per far accettare ufficialmente i rimedi del dottor Bach nei loro rispettivi paesi ed è quindi necessario attenersi rigorosamente alle leggi in essi vigenti per non vanificare anni di lavoro.

Abbiamo saputo che attualmente i rimedi vengono preparati in un laboratorio separato. Ciò influisce in qualche modo sulla loro qualità?

A Mount Vernon c'erano notevoli problemi di spazio: non era più possibile soddisfare tutte le richieste, né svolgere tutte quelle attività a cui, in quanto amministratori e curatori del lascito, si era tenuti. È stato necessario, quindi, smettere di occuparsi delle attività "commerciali" che assorbivano una parte sempre maggiore del tempo a scapito delle altre e introdurre una serie di cambiamenti.

Il dottor Bach conosceva personalmente la famiglia Nelson, titolare di una famosa azienda di prodotti omeopatici, e decise di valersi delle sue strutture per imbottigliare e vendere i rimedi "stock": a tale scopo forniva, quando e come gli venivano richieste, le Tinture Madre. La Nelson continuò a collaborare con il Bach Centre fino all'inizio degli anni Settanta (ha sempre prodotto, per esempio, la base con cui viene preparata la crema al "Rescue Remedy"). A quella data Mount Vernon era in grado di provvedere, per gran parte, all'imbottigliamento e all'etichettatura e di occuparsi di tutti gli ordini provenienti dalla Gran Bretagna e dall'estero, mentre la Nelson provvedeva al resto. Quando, per motivi di spazio, fu aperto un nuovo laboratorio, ancora una volta la sua gestione fu demandata alla Nelson. Dati i rapporti che intercorrevano da molti anni ormai tra il Bach Centre e quest'azienda, venne spontaneo affidarle il delicato compito di distribuire e commercializzare i rimedi del dottor Bach sotto la supervisione del centro. La Nelson, dal canto suo, si è impegnata a garantire il pieno rispetto degli standard e dei principi del dottor Bach.

Le Tinture Madre, ovviamente, vengono ancora preparate al Bach Centre: il nuovo laboratorio, infatti, si occupa soltanto dell'imbottigliamento, dell'etichettatura e della spedizione: poiché la qualità dei rimedi dipende ancora dal Bach Centre, essa non è cambiata. (Per l'indirizzo del laboratorio di Abingdon e le sue attività vedere pag. 112.)

Com'è possibile che siano sufficienti solo 2 gocce di un rimedio? Probabilmente bisognerà fare qualcos'altro.

La semplicità del metodo Bach stupisce spesso esperti e meno esperti che cercano qualcosa che non c'è. Chi mette in discussione la validità del cavolo come alimento? O il calore che il fuoco diffonde nel nostro corpo quando abbiamo freddo? O l'effetto rinfrescante dell'aria aperta quando si esce da un luogo chiuso? Sono tutte cose che diamo per scontate senza analizzarle. Allo stesso modo, bisognerebbe riconoscere il potenziale terapeutico di una pianta senza troppe domande. La natura ci mette a disposizione l'aria che respiriamo, il cibo di cui ci nutriamo, l'essenza della vita stessa: chi può negare che debba metterci a disposizione anche i mezzi per farci stare bene! Non dobbiamo dimenticare che quasi tutti i tipi di medicina devono molto alle piante: non dovrebbe quindi sorprenderci che i fiori delle piante spontanee siano dotati di qualità terapeutiche.

Vi sono casi – che volutamente non vengono mai citati – in cui i rimedi si sono rivelati inefficaci?

Come tutti i tipi di medicina, anche questo non ha avuto l'efficacia sperata per alcuni pazienti. I dati relativi ai clienti del Bach Centre, registrati per un lungo periodo di tempo, mettono in evidenza che il 75% dei casi ha ottenuto risultati tali da non aver bisogno di proseguire la cura. L'insuccesso nel restante 25% può essere dovuto all'incapacità di individuare la reale difficoltà del paziente e di somministrare il rimedio giusto, all'incostanza del paziente stesso o – in qualche caso – all'assenza di un vero desiderio di guarire per qualche motivo personale.

Abbiamo saputo che oggi esiste anche un "Radiation Remedy". È vero?

Il dottor Aubrey Westlake ha formulato un rimedio composito, noto con il nome di "Radiation Remedy", che però non rientra nel gruppo dei rimedi del dottor Bach. Nel suo libro *The Pattern of Health*, parlando del metodo Bach il dottor Westlake riconosce esplicitamente che, a suo avviso, "può rendersi necessaria anche una terapia diretta a curare i sintomi fisici..." e che, proprio a questo scopo, ha formulato il suddetto rimedio. Ammette anche di *"essere partito dal semplice utilizzo dei rimedi secondo il metodo Bach e di aver elaborato un suo metodo più complesso"*. Continua, poi, citando un articolo di Nora Weeks e Victor Bullen comparso in uno dei primi numeri del "Bach Remedy Newsletter", in cui si afferma che i 38 rimedi sono completi e che il dottor Bach non aveva formulato nessun'altra aggiunta.
Da ciò si può dedurre che il dottor Westlake ha tentato di combinare alcuni rimedi che, secondo lui, avrebbero potuto alleviare una condizione creata da forze esterne. In caso di fuoriuscita di radiazioni da un impianto nucleare, per esempio, il metodo Bach originale prenderebbe in considerazione l'atteggiamento di ogni individuo verso il problema della ricaduta radioattiva: una persona potrebbe provare una grande apprensione, o addirittura spavento, immaginando di inalare veleni a ogni respiro, mentre un'altra potrebbe anche non allarmarsi indebitamente, pur ritenendo opportuno prendere qualcosa per ogni eventualità. Ogni singolo individuo, ovviamente, avrebbe bisogno di

rimedi diversi ed è sulla base di questo presupposto che i rimedi di Bach sarebbero scelti e somministrati in aggiunta, magari, a 2 gocce di *Crab Apple* (il purificatore), che potrebbe essere consigliato a tutti in una circostanza simile. Per chi vi fosse interessato, il rimedio del dottor Westlake è una miscela di *Cherry Plum, Star of Bethlehem, Rock Rose, Gentian, Vine, Walnut* e *Wild Oat*. Si prepara con 2 gocce di ciascuno di essi, da diluire in 100 ml di acqua pura di sorgente in cui siano stati sciolti 3,5 grammi di sale marino e lo si dosa esattamente come il "Rescue Remedy".

Secondo il dottor Bach,* Holly *e* Wild Oat *svolgono la funzione di catalizzatori. Recentemente, in alcuni testi, questa funzione è stata attribuita anche a* Star of Bethlehem. *Come mai?

Non è vero che il dottor Bach abbia riconosciuto la funzione di catalizzatore anche a *Star of Bethlehem*; in realtà egli l'attribuiva soltanto ai primi due rimedi, *Holly* e *Wild Oat*. L'equivoco pare derivi da un'imprecisione contenuta in *I fiori di Bach*, in cui Philip Chancellor, sotto la supervisione di Nora Weeks, raccolse le descrizioni dei rimedi e dei casi pubblicate nel corso degli anni sul "Bach Remedy Newsletter", realizzando un'*opera di consultazione molto valida e completa* per chi voglia applicare il metodo Bach. Le seguenti citazioni dimostrano che fu il dottor Chancellor ad aggiungere il termine "catalizzatore" alle parole di Nora Weeks, generando così l'equivoco.
Citazione (a) – Dall'originale "Newsletter": "In alcuni casi che non sembrano reagire bene alla terapia, è opportuno tenere sempre presente *Star of Bethlehem* e cercare di sapere, sempre con la dovuta cautela, se il paziente ha subito, recentemente o in passato, un forte shock o una grande delusione".
Citazione (b) – Versione di Chancellor: "Quando si affronta un caso che non reagisce ai rimedi somministrati, è opportuno tenere sempre presente *Star of Bethlehem*; potrebbe essere il catalizzatore che mancava! Cercate di sapere, sempre con molta cautela, se il paziente ha subito un forte shock in un passato recente o lontano".
Per chi non ricorda cosa intendesse il dottor Bach per catalizzatori, essi sono consigliati in tutti i casi in cui sembrano necessari numerosi rimedi o in cui non si ha alcuna reazione a quelli già somministrati: il loro impiego, infatti, agevola la prescrizione. Se il paziente è una persona molto attiva si consiglia *Holly*; se è invece un tipo piuttosto debole e soggetto a stati di depressione, *White Oat*. (L'uso di entrambi come catalizzatori è comunque previsto soltanto in casi particolari: non si deve pensare che possano rivelare automaticamente i rimedi necessari, rendendo superfluo il normale metodo di prescrizione.)

Che tipo di uomo era il dottor Bach?

Molti sono inclini a vedere in lui l'epitome della grande anima in vesti terrene, un uomo di sublime pensiero, di grande intelligenza e intuito, dotato di una profonda sensibilità per la conoscenza e la verità e allo stesso tempo, tuttavia, una persona umile con abitudini comuni che ha accettato le avversità della vita come preziose esperienze in grado di aiutarlo a crescere.
Quanti hanno potuto apprezzare il dono che ha lasciato al mondo nella forma dei suoi rimedi e dei suoi saggi insegnamenti vorranno certamente riverire per sempre il suo nome, e così deve essere. Eppure era l'ultimo ad aspettarsi simili riconoscimenti e, anzi, avrebbe respinto ogni merito perché considerava se stesso soltanto come uno strumento nelle mani della natura e del suo Dio. Nel ringraziarlo per essere esistito, però, si deve evitare di trasformarlo in una sorta di santo, perché non sarebbe certamente conforme ai suoi desideri. Il dottor Bach era un essere umano come tutti gli altri: era spiritoso, gli piaceva andare al bar con la gente del posto per scambiare quattro chiacchiere o bere qualcosa; a volte, come accade a tutti, poteva essere irritabile o di cattivo umore, ma era sempre gentile, generoso (molto generoso, direbbero alcuni) e umile. Negli ultimi due anni della sua vita era talmente impegnato a completare la sua opera che questioni "materiali" come mangiare e vestirsi avevano ben poco significato per lui. Per molti versi la sua scoperta potrebbe essere definita "divina", ma lui era certamente una persona dai tratti molto umani.

Perché morì così giovane?

È una domanda che viene posta frequentemente. Molti si chiedono perché, se era un medico tanto bravo, non sia stato in grado di curare se stesso. Se si parte dal presupposto che la nostra vera vita è quella dell'anima o dello spirito, però, la morte allora è un evento di scarsa importanza, quale che sia l'età in cui ci raggiunge, perché non rappresenta la fine, bensì solo un ritorno all'originario modo di essere. Quando ebbe completato la sua opera, giunse per il dottor Bach il momento di andarsene, per continuare in un'altra dimensione.

È possibile preparare combinazioni di rimedi che aiutino a risolvere problemi o ad affrontare situazioni comuni a molte persone?

Una seduta dal dentista, un esame, un'audizione, un discorso davanti a un folto pubblico, un colloquio di selezione... sono solo alcune delle esperienze

traumatiche che tutti dobbiamo affrontare nelle diverse fasi della nostra vita. Ma siamo così fortunati da avere già a disposizione una combinazione di rimedi, il "Rescue Remedy", che nel corso degli anni si è rivelato in grado di aiutare molte persone nei momenti difficili. Preparare combinazioni di rimedi standard significherebbe rinunciare alla "personalizzazione" della terapia e proporre lo stesso "antidoto" ai differenti stati d'animo che eventi uguali provocano in individui diversi, a meno che non vi si includano tutti i 38 rimedi, cosa di per sé molto difficile.
Nelle circostanze citate, la paura è lo stato d'animo predominante, ma quale tipo di paura? È quella dettata dalla sfiducia nella propria capacità di far fronte alla situazione – in altre parole la paura di deludersi – o forse la paura di come continuare a pagare il mutuo se il risultato dell'esame o del colloquio di selezione non è positivo? Alcuni hanno un atteggiamento ragionevole e pensano: "Se fallirò, beh... potrò ritentare", mentre altri sono terrorizzati dalla possibilità che il risultato sia negativo per ciò che esso potrebbe comportare. Altri sono tormentati da brutti ricordi... altri ancora (i tipi *Scleranthus*) sprecano tempo prezioso nella scelta del tema da svolgere... altri, di solito all'altezza della situazione, per la paura non riescono nemmeno a parlare o hanno un gran vuoto di memoria. Ogni individuo deve essere trattato come persona unica e valutato in base al *suo* particolare stato d'animo, senza alcuna generalizzazione.

Ci viene spesso chiesto se i rimedi del dottor Bach non possano essere aggiunti ad altri prodotti, come, per esempio, creme, oli, preparati a base di erbe ecc.

Per quanto si possa comprendere il motivo di una simile richiesta – si pensa che l'aggiunta dei rimedi del dottor Bach ad altri prodotti ne aumenterebbe certamente l'efficacia – non è assolutamente possibile darvi l'autorizzazione. Innanzitutto perché i rimedi devono costituire un sistema a sé stante e, inoltre, perché si presenterebbe il complesso problema della responsabilità civile. I premi – molto elevati – delle assicurazioni coprono soltanto i rimedi e null'altro (questo è uno dei motivi per cui il nome Bach è stato depositato come marchio; l'altro è il desiderio di evitare che il buon nome del dottor Bach sia danneggiato dall'associazione con prodotti o attività che potrebbero essere di dubbia natura). Sarebbe estremamente ingiusto, inoltre, autorizzare simili operazioni a questo punto, dopo che i successori dell'insigne floriterapeuta hanno rifiutato richieste simili per tanti anni. Le persone comprensive di certo capiranno fino in fondo la posizione adottata dal Bach Centre.

Quando si scelgono i rimedi, ci si basa sugli stati d'animo negativi o su quelli positivi?

Gli stati d'animo positivi sono elencati nel *Dictionary of the Bach Flower Remedies* (vedere capitolo 10, "Letture consigliate...") soltanto per indicare come ci si dovrebbe sentire *dopo* aver eliminato gli stati d'animo negativi. Si devono scegliere i rimedi, quindi, soltanto in base a questi ultimi.

5
Come usare i rimedi

I rimedi del dottor Bach sono 38, ciascuno corrispondente a un particolare stato d'animo. Leggendone la descrizione (vedere capitolo 1), a molti di primo acchito vien fatto di pensare che dovrebbero prenderli tutti contemporaneamente! Non che siano pericolosi, ma presi tutti insieme non sarebbero di grande utilità (vedere pag. 75). Il metodo Bach prevede tutt'altro: è necessario innanzitutto capire quale sia lo stato d'animo predominante o a quale "tipo" si appartiene, capire come si reagisce a certe situazioni o azioni di altre persone, se si sia verificato qualche sconvolgimento sul piano emotivo e quali ne siano state le conseguenze. Sentimenti come l'odio, l'invidia, la gelosia o il risentimento che porta all'autocommiserazione sono stati d'animo che tutti prima o poi proviamo nella vita: se sono di natura passeggera, non lasciano traccia; se invece non lo sono e ci condizionano troppo, dobbiamo modificare il nostro modo di pensare, diversamente potremmo trovarci prigionieri di un gorgo o scivolare lungo una ripida china senza sapere dove andremo a finire, con conseguenze molto serie sulla nostra vita.
Il primo passo da compiere consiste nel documentarsi. Studiando le caratteristiche dei rimedi e le descrizioni dei corrispondenti stati d'animo, anche i profani dovrebbero riuscire entro breve tempo a capire quale rimedio o gruppo di rimedi sarebbe più adatto quando si presenta un particolare stato d'animo (vedere pag. 72).
È molto importante anche scoprire a che cosa è dovuto un particolare stato d'animo (vedere pag. 70), mettendo a nudo – per così dire – la propria anima. Se l'indecisione è conseguenza della paura, allora curando la causa (la paura), piuttosto che l'effetto (l'indecisione), si riuscirà ad arrivare al cuore del problema. L'indecisione potrebbe essere così radicata da richiedere la somministrazione del corrispondente rimedio, tuttavia non si deve dimenticare di curarne la causa.
Si può riportare l'esempio di una donna gentile, generosa e sempre disposta ad aiutare gli altri, con una madre vedova di cui occuparsi. La sua famiglia è sempre stata molto unita. La madre ha fatto molti sacrifici per fare in modo che alla figlia non mancasse mai nulla; in altre parole, è stata una donna coraggiosa e amorevole. Ma sfortunatamente tende anche a essere piuttosto

possessiva (fatto che la figlia, per l'amore e la gratitudine che prova per lei, non ha mai percepito) e considera tutte le attenzioni come dovute! Con il passare del tempo, la figlia si rende conto che tutti i suoi amici si sono sposati e hanno formato una famiglia propria, mentre lei non fa che andare e venire dalla camera della madre con un vassoio in mano per accudirla. Questa constatazione genera in lei un risentimento (in alcuni momenti quasi simile all'odio) nei confronti della madre e un senso di abbattimento e disprezzo per se stessa, per essersi lasciata andare a pensieri così diversi dalla sua natura, mentre la sua mente è attraversata da liti immaginarie con l'esigente genitrice. Esiste un rimedio per ciascuno di questi stati d'animo (*Willow, Holly, White Chestnut, Gentian, Crab Apple*): prendendoli, questa donna sarebbe sì in grado di affrontare i problemi quotidiani con molta più forza, ma non otterrebbe risultati duraturi perché avrebbe dimenticato il "rimedio tipologico" di base e, come nell'alternarsi dell'alta e della bassa marea, tutti i suoi dubbi e i suoi stati d'animo negativi ritornerebbero.

È fondamentale, infatti, capire la tipologia caratteriale della persona, oltre che i suoi stati d'animo prevalenti (vedere anche pagg. 23-27): in questo caso siamo di fronte alla tipica persona sottomessa e disponibile, incapace di dire di no o di porre un limite, che si potrebbe definire un "tipo" *Centaury*. Con l'aiuto di quest'ultimo rimedio, invece, sarebbe in grado di affrontare con coraggio la madre e di dirle: "Stasera esco, mamma", senza togliersi immediatamente il cappotto e disdire l'appuntamento con gli amici non appena la madre rispondesse, per esempio, "Vai pure e divertiti. Non preoccuparti per me. Starò benissimo qui da sola. Del resto, non credo che rimarrò su questa Terra ancora a lungo e presto non sarò più un peso per te". Con la forza che *Centaury* riuscirebbe a infonderle, la figlia avrebbe abbastanza coraggio da dare un affettuoso bacio alla madre, dirle che non starà fuori per molto e che la vicina di casa sentirebbe certamente il suo campanello suonare, e così via. Dopo essere uscita la prima volta, riuscirebbe sempre a farlo quando lo desidera e sarebbe lei ad avere il controllo della situazione.

Una volta riaffermati i suoi diritti di individuo e persona con le proprie esigenze e abbandonata la sua posizione succube, non sarebbe più vittima di sentimenti quali la depressione, il risentimento e l'autocondanna, ma incomincerebbe anzi a sentirsi orgogliosa di se stessa e non avrebbe più bisogno dei rimedi.

Questo è il tipico caso in cui è molto importante trovare il rimedio essenziale: se uno o due degli altri stati d'animo "collaterali" persistessero ancora, si potrebbero somministrare i relativi rimedi, ma *Centaury* sarebbe comunque fondamentale, come *Chicory* lo sarebbe per la madre!

Esiste una particolare modalità per condurre le visite secondo il metodo Bach?

Il metodo particolare seguito è il seguente: prima di tutto si saluta il paziente con molto calore, lo si invita a sedere in una posizione che consenta di raggiungere facilmente libri di consultazione, campioncini ecc. e di osservarne comodamente il modo di gesticolare, di atteggiarsi e di esprimersi. A seconda delle circostanze – se il paziente ha fatto un viaggio lungo o se ce n'è bisogno – gli si può offrire una bevanda, aiutandolo a sentirsi a proprio agio, come se fosse a casa. Poi si cerca di capire quale sia lo scopo della visita e, prima di procedere oltre, si spiegano i principi su cui si fonda il metodo. (Molti sono bene informati, mentre altri sanno veramente poco del dottor Bach e del suo lavoro e sono ben contenti di avere qualche delucidazione.)
Dopo aver domandato al paziente in cosa lo si può aiutare – in tal caso sarà lui stesso a esprimere con parole proprie lo scopo della visita –, se dice tutto quello che è necessario sapere l'intervento che segue ha il solo scopo di capire meglio o chiedere di chiarire ulteriormente un fatto importante da lui citato. Durante l'ascolto, e sulla base del racconto stesso, si segnano sull'apposito modulo tutti i rimedi che potrebbero fare al caso suo. Alla fine, ponendo una serie di domande *ad hoc*, se ne potrà ridurre il numero a sei o meno. In alcuni casi è molto facile stabilire di cosa abbia bisogno il paziente e possono bastare 15 minuti circa, mentre in altri – più difficili – può essere necessario approfondire alcuni aspetti, non soltanto con ulteriori domande, ma conversando con il paziente sulla sua vita a casa, sui suoi hobby e sul suo lavoro. Se, infatti, mostrasse una certa incapacità o reticenza a rispondere, probabilmente parlando di tali argomenti gli riuscirebbe più facile lasciarsi andare fino a mettere a nudo le sue preoccupazioni. Senza rendersene conto, potrebbe infatti rivelare che, anche se il suo lavoro gli piace molto, sta diventando intollerabile per colpa di *"quell'idiota del capo che non sa apprezzare chi vale... non è questo che mi preoccupa"*. Dietro queste coraggiose parole si nasconde l'origine del problema, proprio ciò che occorre conoscere. La scelta dei rimedi si baserà poi sul modo in cui il paziente affronta questa fonte di frustrazione e delusione... se finge che non esista perché non vuole che gli altri sappiano quanto si cruccia e la nasconde dietro un sorriso, avrà bisogno di *Agrimony*. Se invece il pensiero di questa frustrazione lo ossessiona e suscita in lui un odio sempre crescente, avrà bisogno rispettivamente di *White Chestnut* e *Holly* (magari insieme ad altri). Se, invece, reagisce sottomettendosi al superiore nel tentativo di compiacerlo in ogni modo, avrà bisogno di *Centaury*, e così via.
Occorre dire che il modo di procedere e le conoscenze dei collaboratori del Bach Centre sono dovute in larga parte ai contatti con Nora Weeks, che ha loro insegnato tutto quello che sanno. *Conoscere* bene i rimedi, ovviamente, è di importanza fondamentale... le descrizioni del dottor Bach sono molto specifi-

che e facili da capire. La profondità delle sue scoperte, tanto più sorprendente quanto più perfetta è la sintesi con cui le ha espresse, ha stupito non pochi psichiatri per la profonda conoscenza della natura umana che rivela.
Il dottor Bach riteneva che per curare un paziente con il suo metodo occorresse, da un lato, far emergere l'individualità della persona e, dall'altro, insegnargli a guardare avanti, in altre parole stimolare la fiducia in se stesso e dargli speranza.
Tra i collaboratori del Bach Centre e il cliente si instaura così uno splendido rapporto di fiducia: ciò dimostra ancora una volta l'importanza di offrire la possibilità a un uomo preoccupato o a una donna spaventata di aprirsi e di parlare dei propri problemi con tranquillità. Questo rapporto è già, di per sé, una parte della terapia: il paziente si stupisce sempre quando scopre che lo si conosce meglio di quanto egli conosca se stesso e ciò genera in lui molta fiducia, non soltanto in quello che pensa si potrà fare per lui, ma nei rimedi stessi. È veramente bello vedere una persona uscire dall'ambulatorio con il volto rischiarato e il morale risollevato, forte della rinnovata speranza nella propria capacità di cambiare in meglio e di risolvere i propri problemi.
Ogni caso è unico e deve essere affrontato come tale: alcuni sono più semplici, altri meno, ma la sfida è sempre molto interessante: la gioia che può comportare si assapora a fondo, però, soltanto prescrivendo i rimedi secondo il metodo Bach.

Per quanto tempo è necessario prendere i rimedi prima di vedere qualche risultato?

Si potrebbe rispondere in molti modi diversi a questa domanda: tutto dipende, essenzialmente, da quanto è radicato il problema. Se ci si sveglia con la tipica "sindrome del lunedì mattina", qualche goccia di *Hornbeam* in un bicchiere d'acqua bevuto a piccoli sorsi mentre ci si prepara a uscire dà un effetto immediato; anche nei casi di ansia e brutti presagi qualche goccia di *Aspen* agisce nello stesso modo: questo tipo di cura aiuta ad affrontare gli alti e bassi della vita quotidiana, gli sbalzi d'umore ecc.; ma quando si deve risolvere un problema di vecchia data, allora occorre un maggior numero di particolari per capire quale rimedio prescrivere.
Per visualizzare questo concetto astratto ci si può servire di un'altalena a bilico:

Fig. 1

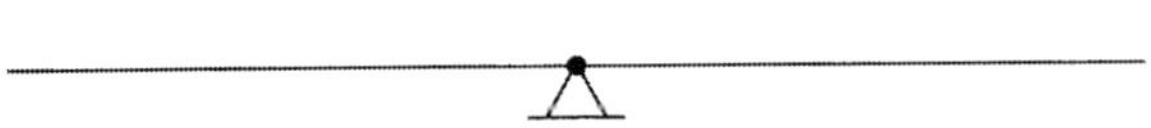

L'altalena in equilibrio della Fig. 1 rappresenta il nostro stato di equilibrio naturale, che ci consente di affrontare tutte le difficoltà e le esperienze della vita, di percorrere le strade che ci si aprono, di andare avanti e di migliorare. Solo pochi di noi, però, riescono ad affrontare tutto ciò senza qualche momento di disorientamento, senza mai deviare dal cammino prescelto... ed è proprio in questi frangenti che possono intervenire i rimedi.
Un uomo capace, che ama e gioisce del proprio lavoro, per esempio, è in stato di equilibrio; quando un giorno scopre che il successo della sua attività comporta un carico di responsabilità di cui comincia a sentire il peso, il suo equilibrio si altera. La Fig. 2 rappresenta *una situazione di disequilibrio* che rallenta il suo cammino nella vita (posizione A).

Fig. 2

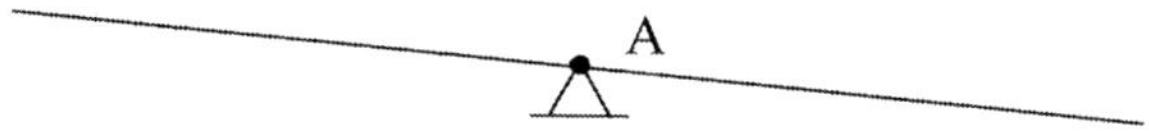

A questo stadio iniziale il disequilibrio non è ancora radicato e quindi l'aggiustamento necessario è lieve: in altre parole, se preso in questa fase, il rimedio necessario, *Elm*, svolgerà una funzione profilattico-preventiva in grado di accelerare il ritorno al normale stato di equilibrio.
Se, *invece*, esso non si ristabilisce subito, se cioè non si fa nulla per evitare che il senso di inadeguatezza – per tornare all'esempio precedente – si impadronisca di lui, lo stato di disequilibrio si aggraverà: come la palla di neve che rotolando lungo il pendio innevato si trasforma in una valanga, il senso di inadeguatezza diventa sfiducia nelle proprie capacità, paura per il proprio futuro, la propria casa e la propria famiglia (posizioni A e C, rispettivamente, della Fig. 3).

Fig. 3

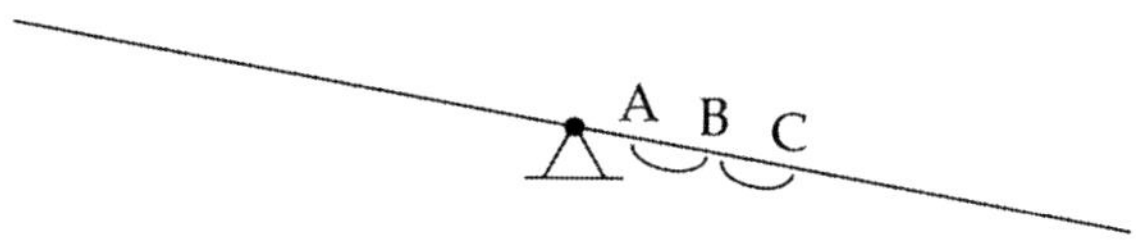

Alla fine, dopo un periodo di 1-5 anni, se non facesse nulla, il nostro uomo si troverebbe al punto più basso dell'altalena a bilico (Fig. 4) e il suo sarebbe *un problema dalle radici profonde*: lo stress, la preoccupazione e la paura colpirebbero la parte più debole del suo organismo provocando magari un'ulcera allo stomaco, un'asma, una sinusite ecc. Anche se fosse così fortunato da avere un fisico molto resistente, avrebbe comunque problemi di tipo psicologico (posizione D).

Fig. 4

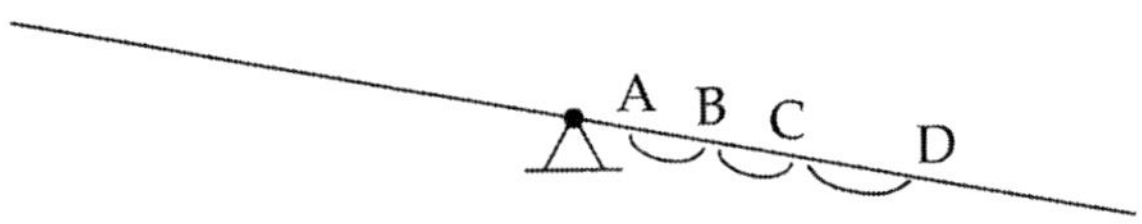

Conclusione: Il tempo necessario perché i rimedi producano i primi risultati dipende dalla gravità dello stato di squilibrio, ossia dalla posizione raggiunta sull'altalena a bilico: più in basso ci si trova, più profonde sono le radici del problema e più incisivo deve essere l'intervento necessario per ripristinare l'equilibrio.
Il tipo di cura prescritto a un paziente che abbia raggiunto la posizione D è uguale a quello prescritto a chi si trova nella fase A, perché in quest'ultima si trova il motivo del disequilibrio iniziale. Per somministrare il rimedio "tipologico", se esso è necessario, si devono poi prendere in esame le ulteriori condizioni createsi in aggiunta a quelle di base.
Non bisogna però pensare che, se il punto più basso dell'altalena a bilico corrisponde a una situazione negativa, quello più alto rappresenti una condizione positiva: sarebbe un grosso errore. Eliminato lo squilibrio, infatti, il punto più basso si alza e quello più alto si abbassa raggiungendo di nuovo il *giusto mezzo*, il *vero* equilibrio.

Fig. 5

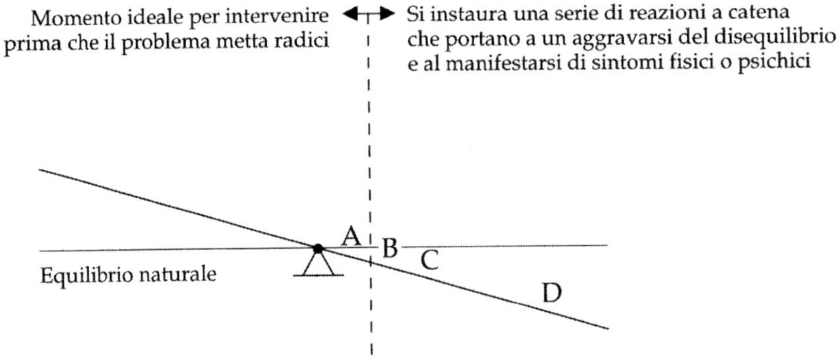

In un numero del "Newsletter", si suggerivano alcuni rimedi per soggetti con caratteristiche facilmente riconoscibili, per esempio quelli sottoposti al tirannico controllo di qualcuno, senza più alcuna speranza di liberarsi. La domanda è la seguente: i rimedi consigliati aiuterebbero costoro ad accettare re-

missivamente la situazione o a risollevarsi e a rompere le catene che sono costretti a portare? *(Ipotetico forse, ma interessante.)*

Questa domanda permette di spiegare come i rimedi del dottor Bach aiutino il paziente a raggiungere il naturale equilibrio trovando la giusta via di mezzo tra le due possibilità estreme.
Se ha ancora un po' di coraggio e di speranza, chi è soggetto a qualche forma di tirannia sopporterà per qualche tempo e romperà le catene quando *sarà arrivato il momento giusto*. Nella maggior parte dei casi, tuttavia, coloro che si trovano in questa condizione sarebbero completamente soggiogati e accetterebbero il loro destino senza intravedere nemmeno un barlume di speranza, né trovare un briciolo di forza. I rimedi del dottor Bach, in questo caso, possono rinvigorire individualità, ego, pensiero e capacità decisionale, senza necessariamente provocare una ribellione, ma aiutando il paziente, per esempio, a credere in se stesso e a riprendere coscienza della propria forza interiore, così che lo stato di "soggezione" possa essere accettato in modo positivo e costruttivo. A tal fine è necessario imparare a capire il vero scopo di questa condizione e rafforzare la fiducia, che aiuta ad arrivare fino all'inevitabile "liberazione" finale.

Cos'è un rimedio "tipologico"?

I rimedi "tipologici" sono quelli che corrispondono ai diversi tipi di carattere e di personalità e a quelle caratteristiche innate o "naturali" che ne sono tipiche. A essi si affiancano altri rimedi, con funzioni complementari. Anche i "rimedi tipologici", tuttavia, possono essere complementari: *Scleranthus*, per esempio, è indicato per i caratteri indecisi, ma è utile anche a chi soffre di frequenti sbalzi d'umore o di qualche altro tipo di squilibrio, indipendentemente dal carattere.
È molto importante analizzare con cura i rimedi scelti, soprattutto se raggiungono la decina o addirittura la dozzina. Procedendo per eliminazione, si riesce infatti a trovare il comune denominatore riconducibile a un particolare rimedio "tipologico" o di base o, ancora, a un gruppo di rimedi in cui siano inclusi quelli più probabili tra i possibili inizialmente scelti. Nella psiche, così come nei rapporti tra psiche e corpo, vi sono fenomeni di causa-effetto cui è necessario risalire come se si facesse rotolare all'indietro una valanga per capire cosa l'abbia provocata: solo in questo modo sarà possibile pervenire a una prescrizione adeguata (vedere anche pag. 75).
(Esempi di rimedi "tipologici" sono: *Agrimony, Centaury, Cerato, Chicory, Clematis, Heather, Impatiens, Larch, Mustard, Oak, Pine, Rock Water, Scleranthus, Vervain, Vine, Water Violet*. Dei rimanenti rimedi alcuni sono una via di mez-

zo, mentre altri, come *Olive, White Chestnut* e *Hornbeam,* svolgono una funzione complementare.)

Può un rimedio essere somministrato a qualcuno senza informarlo? In tal caso è accettabile sul piano etico-morale?

È possibile – e con molto successo – curare un paziente senza informarlo. L'unico modo per farlo, comunque, consiste nel diluire i rimedi nel succo di frutta o in qualche bevanda alcolica, perché nell'acqua o nel latte sarebbero facilmente individuabili. Se i rimedi del dottor Bach fossero pericolosi o avessero effetti collaterali dannosi, sarebbe certamente inaccettabile dal punto di vista etico-morale somministrarli senza informarne l'interessato. Dato che, invece, possono essere di grande aiuto, una decisione del genere equivale a offrire il proprio amore, un sentimento che – in genere – si continua a provare anche se viene rifiutato. Tutti, comunque, sarebbero felici di sapere in un secondo momento in che modo sono riusciti a risolvere i propri problemi.

Il dottor Bach diceva che i suoi 38 rimedi erano sufficienti per affrontare tutti gli stati d'animo conosciuti all'uomo... ma ve ne devono essere più di 38... per esempio, non esistono rimedi specifici contro l'ira, la noia o l'ansia?

Ira, ansia e noia non sono stati d'animo primari, poiché possono essere provocati dai problemi più disparati. È essenziale, quindi, stabilire per prima cosa "come" o "perché" un certo stato d'animo predominante si manifesta. L'ira è spesso associata all'odio e all'invidia, che suggerirebbero la somministrazione di *Holly*. Ma non ci si può accontentare di una simile diagnosi, perché lo stesso sentimento può essere causato anche dalla frustrazione, dalla preoccupazione, dal risentimento o da altri stati d'animo condizionati da eventi esterni: la scelta definitiva, quindi, si deve basare sulla causa vera. Lo stesso discorso vale per l'ansia, la preoccupazione, la depressione e la paura: prima di stabilire quale sia il rimedio adatto occorre analizzarne a fondo le cause. La mancanza di concentrazione può essere dovuta a condizioni diverse: alla noia, alla stanchezza, alla preoccupazione, all'indolenza, alla mancanza di fiducia in se stessi, alla tendenza all'evasione, alla paura ecc. A seconda della causa, quindi, occorre scegliere uno o più rimedi. I rimedi base *sono* solo 38, ma esaminando le diverse combinazioni (in molti casi uno solo non è sufficiente) si ottiene una gamma di possibilità molto più vasta.
Il concetto può essere chiarito con un esempio: due coniugi che affermano di soffrire entrambi di ansia non hanno bisogno degli stessi rimedi, perché nel l'uno questo stato d'animo è dovuto al senso di inadeguatezza di fronte al

crescente carico di responsabilità che comporta il lavoro, mentre nell'altra è causato dall'eccessiva preoccupazione per il figlio. Il marito, quindi, ha bisogno di *Elm*, la moglie di *Red Chestnut*.

Nel suo* I dodici guaritori, *il dottor Bach elenca tre particolari rimedi sotto la voce "Solitudine". Questo significa che una persona che soffre di solitudine deve prendere tutti e tre i rimedi?

No. Il dottor Bach ha suddiviso i suoi 38 rimedi in sette gruppi, a ciascuno dei quali corrispondono una ben precisa personalità e una certa denominazione. Del tipo "Solitudine" fanno parte *Water Violet, Impatient* e *Heather*. I primi due, però, corrispondono a quel genere di persone che *preferiscono* stare sole, e che quindi vivono in una condizione di solitudine, per scelta, mentre il terzo è indicato per chi cerca compagnia con il solo (e piuttosto egoistico) scopo di parlare perché ama parlare (generalmente dei propri acciacchi e problemi). Quando le persone appartenenti a questi tipi si trovano a soffrire di solitudine, è quindi necessario somministrare loro il rimedio corrispondente. A una persona timida e timorosa che, proprio a causa della sua timidezza, si trova spesso in solitudine, invece si prescriverà *Mimulus*.

Si possono usare le boccette in cui si diluisce la Tintura Madre più di una volta?

Certamente. Occorre però bollirle nell'acqua, insieme al tappo e al contagocce, per 10-20 minuti e poi lasciarle asciugare in un forno caldo (in questo modo si previene la formazione di residui calcarei sul vetro). La parte in gomma del contagocce, invece, si può immergere nell'acqua bollente per pochi secondi, premendo per pulirla anche all'interno, anche se in realtà normalmente non entra in contatto con i rimedi.

Il Bach Centre apprezzerebbe che si restituissero le boccette vuote?

In passato, quando la produzione di vetro era insufficiente, la restituzione delle boccette vuote sarebbe stata molto apprezzata, ma attualmente – dato il numero sempre crescente di nuovi ordini – non è più così. Il volume delle vendite, infatti, ha raggiunto livelli tali che la necessità di sterilizzare le boccette restituite rallenterebbe notevolmente l'attività.

Come posso ottenere una conoscenza dei rimedi del dottor Bach più approfondita di quella che mi consente la lettura dei libri sull'argomento?

Innanzitutto è necessario acquisire una buona conoscenza dei rimedi e degli stati d'animo cui fanno riferimento, in modo tale che, non appena ci si trovi di fronte a uno di essi, verrà subito in mente la scelta giusta. Fatto questo, troverete senz'altro molte possibilità di mettere alla prova non soltanto la vostra memoria, ma anche la vostra capacità d'intuizione. Potreste studiare silenziosamente le persone che vi circondano nelle più svariate occasioni – dal lavoro al divertimento – e approfondire sempre più le vostre conoscenze. Per i principianti, comunque, teatro e televisione sono un'inesauribile fonte di materiale facilmente analizzabile: per ottenere quella semplificazione che è alla base dello svago e del divertimento, infatti, i caratteri dei vari personaggi sono resi immediatamente riconoscibili dai loro tratti enfatizzati. I momenti di relax davanti alla televisione, dunque, potrebbero trasformarsi in un'attività utile. Con il passare del tempo vi sorprenderete ad associare i rimedi ai vari "tipi" rappresentati o alle persone che conoscete, e potreste divertirvi anche molto.

Ho sentito di alcune persone in cui i rimedi hanno provocato reazioni negative. Perché?

Innanzitutto occorre precisare che i rimedi non provocano effetti negativi: le eruzioni cutanee che in alcuni rari casi possono verificarsi sono semplicemente dovute all'eliminazione delle tossine dall'organismo, così come certi stati d'animo che al paziente potrebbero sembrare "totalmente estranei al normale modo di sentirsi o di pensare" erano probabilmente solo sepolti nel subconscio – perché "disturbanti" – e ritornano a galla per essere affrontati definitivamente. Prima che una cura abbia effetto, cioè, l'organismo deve liberarsi dalle tossine e dalle emozioni negative nascoste nei più reconditi anditi della coscienza. Si dice spesso, infatti, che "non si può agitare l'acqua di uno stagno fangoso senza portare alla superficie anche il fango". Simili reazioni, comunque, non devono essere considerate effetti collaterali, ma sono semplicemente dovute all'azione di riequilibrio prodotta dai rimedi.

Si possono prendere i rimedi "stock" senza diluirli?

Se non è possibile disporre di alcun tipo di liquido, si possono prendere le gocce direttamente dalla boccetta, anche se il conservante utilizzato – il brandy – non è sempre gradito a tutti, per esempio agli astemi, agli alcolisti in fase di disintossicazione o a coloro che si astengono dall'alcol per motivi religiosi. È sempre meglio, perciò, diluire i rimedi anche in un solo cucchiaio d'acqua, da tenere in bocca per qualche secondo e da inghiottire immaginando che sia una luce purificatrice che entra nell'organismo scacciandone le tenebre. Ovviamente vi possono essere delle eccezioni: se una persona ha perso i sensi o sta molto male, per esempio, il "Rescue Remedy" dovrà essere applicato direttamente sulle tempie, sui polsi e dietro le orecchie o sulle labbra, perché non è possibile somministrarlo per via orale. Si tenga presente che l'assunzione dei rimedi del dottor Bach in forma concentrata non ne aumenta l'efficacia: 2 gocce, diluite o pure, hanno sempre lo stesso effetto.

Come possono i rimedi essere d'aiuto a pazienti considerati "incurabili" e condannati a una vita di sofferenza?

Alla base del metodo Bach c'è la convinzione che la sofferenza, fisica o psichica che sia, non passa se attraverso di essa una persona *vuole* vivere un'esperienza che reputa essenziale per il proprio sviluppo interiore. Ciò non significa, ovviamente, condannarla alla sofferenza con la tipica frase "Non posso fare più nulla per lei: dovrà convivere con questo dolore". I rimedi possono essere usati per far rinascere la speranza e rafforzare la convinzione che la sofferenza stessa *ha un obiettivo ben preciso* e che è possibile superarla. L'instaurarsi di uno stato d'animo positivo aiuta il paziente a riprendere il cammino interrotto (l'esperienza dolorosa può anche essere breve, non si sa mai) e a ristabilire l'equilibrio tra mente e corpo, essenziale perché anche quest'ultimo guarisca. Parlando delle persone che, prima di morire, si erano curate con i rimedi del dottor Bach Nora Weeks era solita dire: "Beh, almeno sono morti felici!" (una battuta di spirito, in un certo senso, ma anche una grande verità).

Se si instaura un nuovo stato d'animo o si scopre un nuovo tratto del carattere di un paziente quando quest'ultimo prende già qualche rimedio, è giusto preparare un'altra boccetta e somministrare anche i nuovi rimedi nello stesso periodo, ma in orari diversi?

Non è necessario preparare un'altra boccetta; basta aggiungere a quella esistente il o i rimedi rivelatisi necessari in un secondo momento. Quando la prima boccetta sarà finita, si possono eliminare dalla nuova preparazione quelli che hanno già fatto il loro effetto e continuare con gli altri.

È necessario diluire il rimedio in una boccetta munita di contagocce anche per curare uno stato d'animo che si presentasse una mattina soltanto?

Se ci si sveglia con qualche cattivo presagio, con una sensazione di apprensione o di impazienza o, semplicemente, con la solita "sindrome del lunedì mattina", basta diluire 2 gocce del rimedio necessario in un bicchiere d'acqua e berlo a piccoli sorsi mentre ci si prepara a uscire. Non è necessario, quindi, preparare un'intera boccetta, che durerebbe 3 settimane, per far fronte alle quotidiane fluttuazioni del nostro umore.

Quando si deve interrompere la somministrazione dei rimedi? E cosa succederebbe se si continuasse oltre il necessario?

Il momento di interrompere la somministrazione dei rimedi è quello in cui si percepisce un definitivo miglioramento... ma se, successivamente, si presentasse un altro stato d'animo negativo non smettete. Essendo del tutto innocui, possono essere assunti per un periodo di tempo indefinito, specialmente perché non sono una cura vera e propria. Si può dire che si sia verificato un miglioramento quando ci si dimentica di prendere i rimedi (!), perché l'interesse e l'attenzione si sono spostati dal fluire dell'io verso l'interno al fluire dell'io verso l'esterno. Un esempio? Una persona intollerante che segue una cura a base di *Beech* comincerà a vedere le buone qualità degli altri e, poiché questa è una condizione positiva in cui chiunque desidererebbe rimanere una volta raggiuntala, non sarà più necessario alcun rimedio. Questo è il momento di interrompere la somministrazione, perché la persona in questione è diventata di nuovo se stessa. Se si continuasse la somministrazione quando non ve ne fosse più alcuna necessità, i rimedi sarebbero semplicemente privi di effetti. Da questo punto di vista, quindi, non c'è alcun motivo di preoccuparsi. Lo stesso accadrebbe anche se si somministrasse il rimedio sbagliato.

Se non si constata alcun miglioramento, per quanto tempo si deve continuare a prendere un determinato rimedio prima di passare a un altro?

Si consiglia di somministrare il rimedio per almeno una quindicina di giorni e, se non si vi è alcun miglioramento, di prescriverne un altro. È opportuno continuare con lo stesso anche se si constatano miglioramenti molto lievi, integrandolo magari con altri che potrebbero essere adatti.

Ci si può "assuefare" ai rimedi, che quindi perderebbero le loro meravigliose qualità terapeutiche su chi ne ha fatto grande uso?

La risposta è semplice: no. Quando assumiamo i farmaci, nel nostro organismo si instaura un processo di adattamento e si produce una certa soglia di tolleranza che si innalza quando la si raggiunge; lo stesso meccanismo interviene anche nella produzione di anticorpi destinati a combattere gli organismi estranei (come i germi, per esempio). Quando invece prendiamo i rimedi, nel nostro organismo non si producono anticorpi, né si instaura alcun meccanismo di adattamento. Essi quindi non inducono assuefazione, anzi, producono l'effetto opposto: infondendo forza e fiducia in se stessi, si rendono gradualmente superflui. Non distruggono, ma costruiscono e non sono certamente palliativi.

Se i rimedi non sono dannosi e l'uno non elide l'effetto dell'altro, perché non si possono prendere tutti i 38 rimedi contemporaneamente, per essere sicuri di prendere quelli giusti? Perché si consiglia, invece, di non prenderne più di 6 insieme? Non è una contraddizione?

Si può facilmente capire la confusione dovuta ad affermazioni che sembrano l'una in contrasto con l'altra. Il dottor Bach stesso sperimentò gli effetti della somministrazione contemporanea di tutti i 38 rimedi, ma non ne fu affatto soddisfatto. Quello di non prenderne più di 6 insieme è soltanto un consiglio, in effetti, non una condizione indispensabile. Non dovrebbe essere difficile rispettarlo, ma se in alcuni casi i rimedi rivelatisi necessari in un primo momento fossero 7 o 8 e per ridurli a 6 si corresse il rischio di eliminare quelli essenziali, sarebbe certamente meglio somministrarli tutti. Con il tempo e l'esperienza, tuttavia, si impara a essere più selettivi. Meno confusa è la scelta, più si dà modo ai rimedi essenziali di svolgere la loro funzione in condizioni ideali. Se un individuo presenta tratti che lo fanno ricondurre chiaramente a un determinato tipo, il rimedio corrispondente basterà a ristabilire l'equilibrio; i pazienti dai tratti più complessi (in genere sono la maggioranza) hanno bisogno contemporaneamente di più rimedi per riuscire a eliminare i vari aspetti negativi predominanti e, sebbene di primo acchito ne appaia necessario un gran numero, approfondendo la "diagnosi" li si può ridurre. È importante chiedersi "perché?"... Perché sono teso, depresso, impaurito, infelice, confuso, debole ecc.? Le risposte, se sincere e adeguatamente valutate, consentono di arrivare alla radice del problema, dato che ogni causa ha sempre un suo effetto: se una persona è perennemente incerta è perché soffre di paura ed eliminando quest'ultima sparirà anche l'incertezza (vedere "Istruzioni per la somministrazione dei rimedi" alla fine del capitolo).

Se si diluiscono nella stessa boccetta due rimedi dagli effetti diametralmente opposti, l'uno elide l'effetto dell'altro?

No, l'effetto dell'uno non cancella quello dell'altro. Se a una persona del tipo *Vine* (che ha le idee chiare e tende più a dominare che a sottomettersi) si somministrasse il rimedio adatto ai caratteri remissivi (*Centaury*), non si constaterebbe alcun effetto – forse alcuni tratti del suo carattere sarebbero un po' più confusi – *a meno che* non ne avesse bisogno in quel particolare momento, ovvero, a meno che non fosse divenuto schiavo di un'abitudine o di una persona dell'altro sesso!

È possibile ricorrere contemporaneamente ai prodotti omeopatici e ai rimedi del dottor Bach?

Nonostante la sensibilità di alcuni prodotti omeopatici, molti omeopati prescrivono i rimedi del dottor Bach, che comunque non interferiscono, né sono influenzati da altri tipi di terapia.

Se non avessi la tendenza a perdere la calma, ad adirarmi o all'intolleranza, mi sarebbe utile prendere i rimedi adeguati a prevenire l'intolleranza, la collera ecc.?

Non si prendono i rimedi del dottor Bach per stati d'animo *che potrebbero presentarsi...* ovviamente si possono somministrare quelli contro la preoccupazione o la paura di trovarsi in un certo stato d'animo, ma non li si può usare come trattamento preventivo. Si deve ricorrere ad essi soltanto quando si manifesta il corrispondente stato d'animo, per ristabilire il naturale equilibrio prima che i problemi mettano radici.
Non avrebbe senso che una persona determinata, che sa sempre quello che vuole, assumesse *Scleranthus* per salvaguardarsi dall'indecisione. Se invece cominciasse ad avere qualche dubbio e a perdere la capacità di decidere in un lasso di tempo ragionevole, *solo allora* dovrebbe ricorrere a questo particolare rimedio.
Alcuni sostengono che sia opportuno prendere il rimedio opposto al proprio carattere per rafforzarne gli aspetti positivi: una persona remissiva e docile (*Centaury*), per esempio, dovrebbe utilizzare *Vine* per acquisire la forza e la capacità di imporsi. *È assolutamente sbagliato*; in questo caso solo *Centaury* potrebbe rafforzare gli aspetti positivi del carattere, aiutando queste persone a dire "no" per evitare che altri approfittino della loro natura gentile. Con l'aiu-

to di *Centaury* non cambierebbero personalità, rimarrebbero generosi e disponibili come sempre, ma sarebbero in grado di tenere sotto controllo la situazione con forza e, allo stesso tempo, con gentilezza.

Per sapere quali rimedi prescrivere, può essere sufficiente la descrizione del paziente fornita da un'altra persona?

Dipende, ovviamente, da quanto "l'altra persona" conosce il paziente. Solitamente si è in grado di descrivere molto bene gli stati d'animo o il carattere del consorte... ma occorre essere sempre molto cauti. A volte "la personalità dominante" di una coppia tende infatti a condannare la debolezza dell'altro senza rendersi conto che essa è causata dalla sua stessa aggressività. In questo caso, quindi, *entrambe* le persone avrebbero bisogno del rimedio corrispondente allo squilibrio manifestato: la prima per imparare a capire il vero valore della sincerità gentile e della generosità d'animo del partner che, invece, dovrebbe ricorrere a *Centaury*.
A volte, tuttavia, non è possibile parlare direttamente con il paziente: apatia, timidezza, sfiducia, malattia o altre circostanze possono impedirlo. Allora deve essere l'esperto a fare appello a tutto il suo intuito e a porre le domande giuste per sapere ciò che gli serve. In genere amici e parenti sono in grado di capire piuttosto bene quali siano le difficoltà del loro caro. In casi del genere, qualora si prescrivessero i rimedi sbagliati, l'unica consolazione è che comunque non si è messa in pericolo la salute del paziente e che, per lo meno, si è avuta un'occasione per conoscere meglio le proprie lacune.

Si consiglia di usare acqua pura di sorgente per diluire i rimedi. Come mai?

L'acqua pura di sorgente, la cosiddetta acqua minerale, è in vendita nei negozi di alimentazione naturale o nei supermercati. È meglio scegliere quella non addizionata di anidride carbonica, per evitare che riempiendo la boccetta in cui si diluiscono le Tinture Madre spumeggi e fuoriesca. Anche l'acqua distillata è sconsigliata, perché è un liquido morto e privo di proprietà naturali.

Analisi comparate

Le differenze tra rimedi della stessa famiglia sono minime e, a volte, è difficile capire quale sia il più adatto, soprattutto quando non si ha molta esperienza. I seguenti raffronti potrebbero essere molto utili in tutti questi casi.

Che differenza c'è tra **Larch, Scleranthus** *e* **Cerato?** *Tutti e tre sembrano adatti per combattere la sfiducia.*

Il tipo *Larch* non ha fiducia nella propria capacità di fare le cose; è talmente convinto di non riuscire, che non prova nemmeno. Pur essendo in grado di farcela, infatti, teme di fallire (o, a volte, di riuscire) e preferisce rimanere nell'ombra consentendo ad altri, anche se con talento inferiore, di prendere il suo posto. Spesso si sente in imbarazzo e ha bisogno anche di un rimedio contro la paura.
Il tipo *Scleranthus* è sempre divorato da una lacerante incertezza, non sa scegliere, non riesce a dire né "sì" né "no" e lotta per trovare una risposta da solo, senza l'aiuto degli altri.
Cerato è indicato per persone che hanno le idee chiare, che sanno prendere decisioni, ma che, dopo averlo fatto, dubitano della loro validità e chiedono consiglio o conferma agli altri, spesso con notevole insistenza. Il loro problema consiste nella mancanza di fiducia nelle proprie capacità di discernimento.

Che differenza c'è tra la stanchezza di tipo **Hornbeam** *e quella* **Olive?**

Il tipo *Hornbeam* soffre perennemente della cosiddetta "sindrome del lunedì mattina": non sa se riuscirà ad affrontare la giornata, ma quando incomincia si rende conto di esserne perfettamente in grado. Soffre di una stanchezza più psicologica che fisica: deve solo trovare la forza di incominciare.
Olive è consigliato a chi ha attraversato un lungo periodo di difficoltà spirituali, di pesanti responsabilità o di grande preoccupazione o, ancora, a chi ha appena avuto una lunga e dolorosa malattia. In queste circostanze corpo e mente sono esausti, il paziente non ha più un briciolo di vitalità e la vita ha perso il suo sapore. Questo rimedio può essere utile anche dopo una giornata lunga e difficile, che ha esaurito tutte le nostre energie.

... tra **Wild Rose** *e* **Clematis?**

Wild Rose è consigliata a chi accetta con eccessiva remissività il proprio destino e diventa apatico, perdendo qualsiasi ambizione e non preoccupandosi minimamente di quello che potrebbe succedergli. La sua affermazione tipica è: "Se deve succedere, succeda!".
Clematis è consigliata a chi sogna a occhi aperti, a chi vive in un mondo a parte, perennemente immerso nella fantasia e occupato a fuggire dalla realtà. Per queste persone è difficile ritornare con i piedi sulla terra.

A parte svolgere una funzione di "purificazione",* Crab Apple *è indicato anche nei casi di autocondanna.* Pine *è adatto a chi soffre di complessi di colpa. Che differenza c'è tra i due stati d'animo?

Crab Apple è consigliato a chi, per qualsiasi motivo, prova disgusto per se stesso, a chi si guarda allo specchio e sente il desiderio di insultarsi, a chi non si piace per l'aspetto, per le cattive abitudini, a causa dell'obesità ecc.
Pine è consigliato a chi soffre di sensi di colpa non soltanto per i propri errori, ma che si ritiene responsabile anche di quelli degli altri, si sente senza valore ed è sempre pronto a scusarsi per un nonnulla.

Invidia e gelosia (*Holly*) sono stati d'animo molto simili al risentimento (*Willow*). Che differenze ci sono?

Holly: invidia e gelosia sono facilmente riconoscibili; anche le parole di chi ne soffre sono molto indicative.
Willow: è utile a chi ritiene che la vita sia stata molto ingiusta, a chi ha voglia di litigare ed è amareggiato dalla propria sorte. Il tipico modo di dire corrispondente a questo tipo è :"Povero me...".

... tra* Walnut *e* Honeysuckle*?

Walnut è consigliato a chi ha bisogno di staccarsi dalle influenze del passato e a chi non riesce ad adattarsi alle nuove circostanze o alle nuove condizioni di vita, a chi cioè deve affrontare cambiamenti fisici (pubertà, menopausa) o sociali, come il matrimonio, il divorzio, un nuovo posto di lavoro, una nuova casa ecc.
Honeysuckle è consigliato a chi soffre di nostalgia, a chi vive proiettato nel passato e ne è schiavo, ripensando con rimpianto ai bei giorni andati o con risentimento alle difficoltà.

Che differenza c'è tra i diversi rimedi consigliati contro la disperazione:* Gentian, Gorse *e* Sweet Chestnut*?

Ci sono tre stadi nella disperazione: *Gentian* è consigliata per il primo, la depressione... si fanno due passi in avanti e uno indietro e questo stato di cose scoraggia e insinua il dubbio; *Gorse* è indicato per il secondo stadio, quando si sente che niente ci può aiutare: "Proverò, se proprio insisti, ma non penso che mi sarà d'aiuto" oppure "A che serve?" sono le tipiche frasi che si pronunciano in questo caso; *Sweet Chestnut* è consigliato per lo stadio finale, quando non si riesce più a vedere un futuro e si sente solo disperazione, angoscia e solitudine.

Che differenza c'è tra **Mimulus** *e* **Aspen**, *entrambi indicati contro la paura?*

Mimulus è indicato contro la paura delle cose *note*, dei pericoli di ogni giorno ed è consigliato anche a chi è agitato o nervoso perché deve affrontare situazioni impegnative – un discorso in pubblico, per esempio – che generano una certa timidezza.
Aspen è adatto a chi ha paura dell'*ignoto* e, di conseguenza, soffre di cattivi presagi e apprensione. Sono paure di cui non si riesce a parlare, perché non si è in grado di spiegarle.

Che differenza c'è tra il carattere forte e dominante del tipo **Vervain** *e del tipo* **Vine?**

Il tipo *Vervain* è di solito pieno di entusiasmo per le idee in cui crede in quel particolare momento: le sposa con tutto il suo essere ed è così sicuro della loro validità che cerca di convertirvi anche gli altri. Posseduto completamente e quasi ossessionato dai suoi ideali, lotta per imporli impegnandosi al di là delle proprie forze e mettendo a repentaglio la salute stessa. Sarebbe disposto a morire per la propria causa, si farebbe bruciare vivo, piuttosto che rinunciarvi, perché quando è convinto di avere ragione è molto coraggioso.
È tutto nervi e sempre sotto tensione (in questo differisce dal più tranquillo tipo *Vine*) e qualunque cosa faccia esagera: tende a parlare troppo, è eccessivamente teso, iperattivo, ultraentusiasta.
È il tipo del riformatore e del convertitore di anime.
Il tipo *Vine* ha un carattere forte e ritiene di conoscere più di tutti cosa sia meglio per gli altri. Non cerca mai di convertirli al suo modo di pensare, ma preferisce semplicemente "stabilire le regole del gioco", obbligandoli a fare quello che ha deciso e aspettandosi obbedienza. Ha grandi capacità, è sicuro di sé, sa mantenere la calma anche nei momenti difficili ed è determinato: tutte qualità eccellenti, se non le usasse per interferire nella vita di altre persone. La sua forza tende a farne vacillare la fiducia in sé e a impedirne le iniziative, perché impone le proprie.
Anche quando è malato dà ordini a chi si prende cura di lui, imponendo il modo in cui devono essere fatte le cose.
Se riesce a superare il desiderio di dominare gli altri e di asservirli alla propria volontà, può diventare una persona molto affascinante: capace, colta,

comprensiva e sicura, in grado di consigliare e aiutare gli altri, rafforzandone il talento e la fiducia in se stessi. È il tipo del saggio uomo politico e del leader riconosciuto.

Essere molto critici nei confronti degli altri sembra una caratteristica comune sia al tipo* Impatiens *sia al tipo* Beech. *Che differenza c'è in realtà?

Il tipo *Beech* generalmente manca della capacità di capire a fondo il prossimo: giudica secondo i propri parametri, dimenticando che ognuno di noi percorre un cammino diverso e ha un proprio modo di pensare e agire; invece di cercare negli altri gli aspetti positivi, non ne tiene conto minimamente, non trova mai nulla di lodevole e riesce a vedere solo il peggio. Se raggiunge il giusto equilibrio, diventa tollerante e comprensivo nei confronti delle altre persone e delle loro difficoltà, imparando a vederne gli aspetti positivi.
Il tipo *Impatient* è così veloce nell'agire e nel pensare che diventa spesso impaziente e irritabile con chi è più lento. Nel lavoro, non ama essere frenato da chi non riesce a mantenere il suo ritmo: per questo motivo preferisce procedere da solo. È impaziente, ma non intollerante, può sfogare la sua irritazione molto rapidamente, ma altrettanto rapidamente si calma.

Istruzioni per la somministrazione dei rimedi

I rimedi mantengono la loro originaria efficacia per un tempo indefinito, ma non possibile assicurare alcuna garanzia per il brandy usato come conservante. Possono essere somministrati a persone di tutte le età; non c'è pericolo di iperdosaggio o di effetti collaterali negativi, anche qualora si prescrivesse quello inadatto. Non interferiscono, né sono in alcun modo influenzati da altre terapie mediche prescritte contemporaneamente.
Per stabilire quali siano i rimedi più adatti occorre capire la personalità e il carattere del paziente, per individuarne le eventuali paure e angosce e i relativi effetti sullo stato d'animo e il modo di pensare. Se ne può somministrare più di uno contemporaneamente, ma non più di 6, se possibile.
(Nota: Per quanto riguarda la somministrazione, vedere anche pagg. 37-40.)
Per aiutare il paziente a risolvere problemi ricorrenti e profondamente radicati, si seguano le seguenti istruzioni.
Mettete 2 gocce di ognuno dei rimedi prescritti in una boccetta da circa 30 ml

riempita con acqua naturale di fonte (acqua minerale non gasata). Prendetene 4 gocce, diluite in un cucchiaino d'acqua, *almeno* 4 volte al giorno o più, se necessario; in ogni caso, a digiuno la mattina e la sera prima di coricarsi. Se si preferisce si possono prendere le 4 gocce senza diluirle, versandole direttamente sulla lingua ma evitando, per motivi igienici, qualsiasi contatto con il contagocce di vetro. La boccetta dura di solito 3 settimane, se conservata in un luogo fresco (in frigorifero nei periodi più caldi dell'anno). Se si dispone solo di acqua corrente, occorre farla bollire prima dell'uso o aggiungere un cucchiaio di brandy o di aceto di mele alla boccetta. Le 4 gocce prescritte possono essere aggiunte al biberon di un bambino o a un succo di frutta.
(Nota: Se durante la "cura" si manifesta un nuovo stato d'animo negativo, aggiungete il rimedio corrispondente alla boccetta già preparata e, dopo averla terminata, preparatene un'altra senza i rimedi che ormai hanno già fatto il loro effetto e continuando con quelli aggiunti in un secondo momento.)
Per gli umori fluttuanti e per gli alti e bassi della vita quotidiana: diluite il rimedio in una tazza d'acqua, nel succo di frutta o in qualsiasi altra bibita, bevendola a piccoli sorsi; riempite la tazza e ripetete l'operazione, se necessario (*Hornbeam*, per esempio, è indicato contro la cosiddetta "sindrome del lunedì mattina"; *Impatiens* per l'impazienza e l'irritabilità; *Olive* per smaltire la stanchezza di una giornata faticosa ecc.)
L'assunzione di 2 gocce in un bicchiere d'acqua da bere nell'arco della giornata equivale, dal punto di vista dell'efficacia, a prendere 2 gocce di rimedio diluite in una boccetta da 30 ml nell'arco di 3 settimane: in questo caso è importante prenderne 4 gocce almeno *4 volte al giorno.*

Le istruzioni e i testi pubblicati sull'argomento, molto semplici e chiari, possono essere compresi da chiunque. Chi desiderasse qualche consiglio o delucidazione, ricordi che è necessario descrivere brevemente la personalità del paziente, il suo temperamento, il suo modo di pensare, le sue preoccupazioni e i motivi che ne sono all'origine, gli eventuali traumi o le delusioni che possono aver lasciato un segno, nonché gli effetti che possono aver avuto sui suoi pensieri, azioni, modo di pensare ecc.
È necessario prendere in esame l'atteggiamento del paziente verso la vita, le sue sensazioni, le preoccupazioni, le indecisioni, le timidezze, i risentimenti, le vessazioni, l'eventuale possessività, la disperazione, l'apatia, l'odio, l'intolleranza, la tensione ecc. e soprattutto i motivi di questi stati d'animo, perché solo così si riuscirà a stabilire quale sia il rimedio adatto. Le condizioni fisiche devono essere considerate dal punto di vista degli effetti che possono produrre sullo stato d'animo del paziente e come un sintomo di uno stato di sofferenza più generalizzato. *Sta al paziente rivolgersi a un medico se necessario.*

A cosa serve la crema al "Rescue Remedy"?

Prescritta solo per uso esterno, questa crema viene prodotta dalla Nelson Homeopathic Company, cui il Bach Centre fornisce il "Rescue Remedy" e *Crab Apple* (il purificatore), perché le attuali strutture del centro non permettono, per il momento, di produrla autonomamente. Questa crema non contiene grassi animali e uno degli ingredienti base è il miele, che è di per sé una sostanza curativa.
Può essere usata in molte occasioni: punture d'insetto, distorsioni, lividi, ematomi, scottature, irritazioni e così via. Nel massaggio la si utilizza non come lubrificante, ma come prodotto terapeutico prima della manipolazione vera e propria.
È largamente impiegata anche dagli sportivi – da chi, per esempio, decide di svolgere un'attività non praticata con frequenza – poiché, se prima di iniziare gli esercizi si applica la crema sulle parti più sottoposte allo sforzo, riduce i dolori muscolari.
Anche il "Rescue Remedy" liquido ha varie indicazioni per l'uso esterno: a volte, per esempio, prima di procedere con la crema al "Rescue Remedy" (si veda il foglietto delle istruzioni).
Di questa crema si è spesso detto: "Se siete in dubbio, usatela!".

6
Problemi legati al consumo di alcol

I rimedi possono aiutare gli alcolisti?

Spesso sono stati espressi dubbi in merito all'utilità di somministrare i rimedi del dottor Bach agli alcolisti, perché contengono brandy. In realtà, diluendone qualche goccia in un bicchiere d'acqua il contenuto di alcol si annulla quasi completamente; tuttavia, anche se spesso non se ne percepisce il gusto (per esempio quando si diluiscono in un succo di frutta), rimane pur sempre l'aspetto psicologico. Spetta perciò agli interessati valutare tutto ciò e decidere se sia meglio assumere i rimedi nonostante il modesto contenuto alcolico o rinunciarvi a causa di quest'ultimo. Gli alcolisti non ancora in terapia potrebbero addirittura diluirli nei liquori di cui fanno uso! *Agrimony* dovrebbe essere il primo rimedio prescritto a chi, come i tossicodipendenti e gli alcolisti, finge che tutto vada bene nascondendo i problemi dietro un sorriso "di facciata" e che, quando quest'ultima comincia a sgretolarsi, ha bisogno di qualche stimolante per continuare a reggere la finzione.

Ovviamente la diagnosi non è sempre la stessa in tutti i casi di alcolismo o di tossicodipendenza: c'è chi cerca sostegno o conforto in fonti di falsa forza ed energia, chi è in preda alla disperazione e chi tenta di sfuggire alle proprie responsabilità. In casi di questo genere sarebbero necessari rimedi diversi.

Qui di seguito si riporta un brano tratto dalla lettera di un alcolista, che conferma molti aspetti del discorso appena fatto:

"... Il rimedio 'tipologico' più adatto a gran parte degli alcolisti è *Agrimony*, anche se è necessario analizzare con cura ogni individuo per accertarlo. Gli alcolisti sono fondamentalmente 'allegri e spensierati', ma quando ormai non possono più fare a meno dell'alcol sono di solito depressi e cupi. Qualcuno una volta definì il mio viso come l'immagine del dolore stravolta da un sorriso forzato: è una definizione che, a mio avviso, si addice perfettamente a gran parte degli alcolisti, perennemente impegnati a far sfoggio di un'espressione felice nonostante siano lacerati dai problemi della vita... proprio come il sorriso dipinto sul volto di un clown, dietro cui nessuno sa cosa si celi. *Agrimony* aiuta ad affrontare i problemi con gioia e allegria, proprio quello di cui noi alcolisti siamo alla perenne ricerca".

I tossicodipendenti

Come gli alcolisti (la diagnosi è molto simile), anch'essi sono alla ricerca di un sostegno psicologico o di uno stimolo e spesso sono mossi dal desiderio di evadere da una realtà insoddisfacente o problematica. Per curarli con i rimedi di Bach è necessario stabilire, se possibile:
a) il motivo principale che li ha spinti alla droga (per esempio la noia, l'incapacità di affrontare la realtà e le responsabilità, la paura, lo spirito di emulazione, la mancanza di autocontrollo, la preoccupazione, la disperazione ecc.);
b) il carattere, la personalità e il temperamento che la persona in esame aveva *prima* che sentisse il bisogno della droga e in che modo reagiva allo stress, alle preoccupazioni, alla paura, alla frustrazione o ad altri fattori che hanno indotto la tossicodipendenza.
Rispondere a queste domande è già un buon punto di partenza per trovare i rimedi che aiutino il tossicodipendente a imboccare la strada giusta. (Fumare, mangiare in eccesso ecc. devono essere considerati nello stesso modo, poiché anche queste abitudini sono in realtà piccole dipendenze.)

Cosa si consiglia di fare con chi è allergico all'alcol o con chi se ne astiene deliberatamente per vari motivi? In questi casi anche una dose minima è inaccettabile.

È molto difficile trovare una risposta a questa domanda e una soluzione al problema in essa prospettato: è un caso simile a quello della persona che per vari motivi non può mangiare i prodotti ittici, ma che per il suo benessere ha bisogno di olio di pesce. I rimedi sono preparati con le Tinture Madre e, per mantenerli per un lungo periodo di tempo, vi si aggiunge brandy in parti uguali. Per preparare i rimedi "stock", poi, si aggiunge una certa quantità di brandy puro a un certo numero di gocce di Tintura Madre; per avere una boccetta di rimedio pronto per l'uso se ne diluiscono 2 gocce in circa 30 ml di acqua di fonte: la quantità di alcol in essa presente, quindi, è infinitesimale, ma non *nulla*.
L'unica parziale soluzione a questo problema, dunque, è consistita nell'autorizzare la Nelson & Co. a produrre il "Rescue Remedy" (e solo esso) in forma di compresse, che comunque – lo si tenga presente – vengono pur sempre confezionate a partire dai rimedi originali (vedere anche pag. 101).
Se per la diluizione finale del rimedio si usa l'acqua di fonte (acqua minerale naturale imbottigliata), non occorre aggiungervi altro alcol: in realtà esso era impiegato quale additivo quando non era ancora in commercio l'acqua imbottigliata, perché quella del rubinetto tende ad avariarsi. Se è necessario un

conservante, si consiglia di usare qualche goccia di aceto di mele.
Chi, per motivi di varia natura, non potesse inghiottire liquidi, trarrà comunque beneficio dall'applicazione del "Rescue Remedy" sui polsi, sulle tempie e dietro le orecchie: un metodo che, forse, potrebbe rivelarsi una valida alternativa anche per gli altri rimedi.

7
La gravidanza, i neonati e i bambini

Le future madri

La gravidanza è un evento comune a gran parte delle donne e che, però, ciascuna vive in modo del tutto personale. Così il parto, sia esso un'esperienza gioiosa o dolorosa o una semplice "routine", comporta pur sempre un improvviso cambiamento con ripercussioni psicologiche e fisiologiche.
È stato spesso chiesto se i rimedi possano aiutare le future madri a superare le loro apprensioni (quando ne soffrono) e la risposta è un sonoro "sì", sia nel periodo prenatale, sia in quello postnatale. Per affrontare meglio i due fattori tipici di questo stato – la reazione e il cambiamento – si consigliano "Rescue Remedy" e *Walnut* come base; a essi, a seconda della risposta individuale predominante all'evento – paura, apprensione, rassegnazione, tendenza a nascondere i propri veri sentimenti dietro una facciata di serenità e così via – se ne aggiungeranno altri.
La cura può continuare anche durante il travaglio e – molto importante – per qualche tempo dopo il parto. Neutralizzando gli stati d'animo negativi, si impedirà che essi si trasmettano al neonato, salvaguardandone l'equilibrio emotivo.
Se usato esternamente, il "Rescue Remedy", inoltre, può rivelarsi utile sia alla madre sia al bambino: nei casi d'urgenza (dopo averlo diluito con acqua per evitare che con il suo contenuto, sia pur minimo, di alcol irriti la pelle delicata del neonato) lo si può applicare sui polsi, sulle tempie e sulla fontanella.
Le indicazioni da seguire sono le stesse già segnalate per gli adulti: 4 gocce di "Rescue Remedy" pronto per l'uso diluite in un po' d'acqua, latte o succo di frutta e, per i neonati, nel biberon. Anche durante l'allattamento la puerpera può continuare a prendere i rimedi, per se stessa o per il bambino, che ne sentirà il beneficio soltanto dopo almeno due poppate.
(Nota: Sebbene i rimedi di Bach siano del tutto innocui, alle donne incinte si consiglia comunque di consultare il medico o l'ostetrica prima di sottoporsi a qualsiasi terapia.)

I neonati

Molti chiedono con aria dubbiosa se sia il caso di prescrivere i rimedi del dottor Bach ai neonati, che "certamente non soffrono di stati d'animo negativi a quell'età". Invece ne soffrono, perché sono venuti al mondo, in particolare, per superare certe difficoltà e, se li si aiuta già fin dai primi mesi, il loro viaggio su questo pianeta sarà molto più felice e agevole.

Chiedete a qualsiasi madre e vi dirà che ciascuno dei suoi figli, fin dai primi giorni di vita, aveva una personalità ben definita. Una di esse una volta raccontò: "John, il mio primo figlio, era di animo felice; contento di essere lasciato da solo di tanto in tanto, dormiva tranquillo, gorgogliava o si divertiva con i suoi giochi, sorrideva a tutti, piangeva pochissimo e solo per un buon motivo (quando non stava bene o era bagnato), comunque senza agitarsi mai troppo". Era un bambino del tipo *Agrimony*, "felice e contento", che non aveva la tendenza a scaricare i propri problemi sugli altri. "La mia seconda figlia, Jane, era del tutto diversa; voleva sempre avere tutta la mia attenzione, piangeva molto e smetteva soltanto se la prendevo in braccio e le davo da mangiare, o se la portavo in giro. Quando non stava bene, si agitava molto". Jane era una bambina del tipo *Chicory*, che vuole sempre l'attenzione dei genitori e non è contenta finché non la ottiene.

"Stephen, il mio terzo figlio, era ancora diverso. Era molto nervoso, i rumori, le voci o qualsiasi movimento brusco lo spaventavano e di notte aveva così paura del buio che dovevamo lasciargli la luce accesa". Il rimedio adatto a questo bambino è *Mimulus*, indicato nei casi di paura delle cose note. I tre bambini furono curati con i rispettivi rimedi (4 gocce diluite in un cucchiaio d'acqua, 4 volte al giorno se venivano allattati al seno, o 4 gocce nel latte del biberon). La madre ne fu molto contenta perché crebbero felici e Stephen, in particolare, divenne coraggioso come un leone.

Per il neonato impaziente, che ha già un bel caratterino, si consiglia *Impatient*; per quello perennemente assonnato e privo di interesse per ciò che accade intorno a lui *Clematis*. Quando sono così piccoli, i bambini mostrano apertamente le loro difficoltà maggiori; in seguito manifesteranno anche stati d'animo passeggeri, che potranno essere curati di conseguenza. Se, tuttavia, le principali asperità caratteriali vengono affrontate immediatamente, spariranno molto facilmente anche quelle secondarie.

I bambini

I bambini reagiscono molto bene ai rimedi, spesso meglio e più rapidamente degli adulti, perché non hanno ancora una coscienza di sé che interferisce:

sentono concretamente i propri problemi emotivi, ma fortunatamente solo superficialmente, perciò curarli non è difficile. I primi giorni di scuola sono in genere molto traumatici, come gli esami o le eventuali bocciature, le minacce o le provocazioni da parte dei compagni più grandi e dotati di una personalità più forte, il desiderio di essere accettati e le infatuazioni dolorose che creano scompiglio nella vita affettiva degli adolescenti in aggiunta a tante altre esperienze che tendono a creare piccole gelosie, invidie, finzioni, paure, timidezze, odio, sfiducia... Sono tutte situazioni che richiedono la dovuta comprensione. Un eccessivo controllo da parte dei genitori, o la loro totale indifferenza, non fanno che aggiungere difficoltà a difficoltà. Crescere ed educare i propri figli in modo da farne persone felici, sane e sensibili è più difficile di quanto sembri. Rispetto ai loro coetanei di qualche tempo fa, i bambini di oggi sono molto più liberi di sviluppare la propria personalità e tuttavia questa stessa libertà, di per sé un fattore positivo, se non amministrata adeguatamente può causare una serie di problemi.
Per alcuni il processo di crescita è più difficile e i rimedi di Bach possono essere di grande aiuto. Da quanto si è detto finora si potrebbe pensare che i bambini sensibili e silenziosi richiedano più attenzione proprio per il loro aspetto "sofferente": in effetti ciò può essere vero, ma non si deve sottovalutare il fatto che anche gli arroganti hanno bisogno di aiuto, perché devono imparare a usare la loro forza fisica e intellettuale per aiutare e sorreggere, piuttosto che per dominare e intimidire gli altri.
Non dimentichiamo, inoltre, che il il primo figlio spesso si sente trascurato quando arriva un fratellino e può reagire in modo diverso: con la gelosia, il risentimento e l'odio oppure con l'autocommiserazione, il senso di solitudine e la paura di non essere più amato.
Si sente spesso dire che i bambini di oggi sono "piagnucolosi" e cercano continuamente l'attenzione dei genitori o che sono disobbedienti, incuranti e testardi: tutti i bambini possono esserlo, a volte, ma con un po' di aiuto si possono far emergere i lati più positivi della loro natura e smussare le asperità del loro carattere, anche perché i bambini a cui si permette di asservire l'intera famiglia ai loro capricci sono raramente felici, come non lo sono quelli oppressi. A volte le madri trovano difficile capire sia le necessità dei figli sia le proprie personali esigenze. In tal caso potrà essere loro di grande utilità la piccola guida sotto riportata.

Agrimony: quando ci si vuole isolare dal rumore e dalle chiacchiere o si è afflitti da qualche dolore.
Impatiens: quando il tempo non basta e il bambino è lento a imparare. Aiuta a resistere alla tentazione di fare tutto al posto suo piuttosto che stare a guardare i suoi maldestri tentativi di riuscire da solo e ad avere l'infinita pazienza necessaria.

Hornbeam: per i momenti in cui sembra di non riuscire a fare tutto e ci si stanca al solo pensarvi.
Cherry Plum: quando ci si vorrebbe sfogare sul bambino perché si è raggiunto il limite della sopportazione; quando si sente che è "l'ultima goccia che fa traboccare il vaso".
Elm: è di grande aiuto quando si tenta con tutte le proprie forze di essere un buon genitore, ma questo compito sembra essere al di là dei propri limiti e si dispera di potervi riuscire.

A sua volta, il bambino ha necessità diverse man mano che cresce:

Alla nascita: *Star of Bethlehem* per lo shock della nascita; *Agrimony* per calmare oppure, semplicemente, "Rescue Remedy".
Per i primi giorni di vita: *Walnut* per favorire l'adattamento alle nuove condizioni; *Star of Bethlehem* per calmare lo shock provocato sul suo sistema nervoso da tanti rumori nuovi.
Per la dentizione: *Crab Apple* (il purificatore); *Impatiens* contro l'impazienza e l'irritabilità; *Walnut* per aiutarlo ad adattarsi al cambiamento.
Per gli eccessi di collera: *Impatiens, Holly.*
Per la timidezza e l'eccessivo attaccamento "alle gonne della mamma": *Chicory, Mimulus, Larch.*
Per la paura del buio, di essere abbandonato dalla mamma, degli animali ecc.: *Mimulus, Aspen.*
Per l'arroganza: *Beech, Holly, Vine.*
Per gli eccessi di attività: *Vervain.*
Per l'apatia e il torpore: *Clematis.*
Per il primo giorno di scuola: *Walnut, Honeysuckle, Mimulus, Olive* (gran parte dei bambini esaurisce le proprie energie in questo periodo).
(Nota: Per quanto riguarda la prescrizione, vedere anche pagg. 32-34.)

Somministrando i rimedi del dottor Bach, si può far molto per infondere pazienza, fiducia e tolleranza alla madre e aiutarla a crescere un figlio felice e vivace, ma obbediente, che vada incontro alle nuove esperienze e al mondo con gioia e fiducia.

8
Le piante e gli animali

Mi è parso di capire che i rimedi del dottor Bach siano efficaci anche per le piante e gli animali. È vero? Come si effettua la diagnosi?

È vero. Nel corso degli anni si è saputo di numerosi animali e piante che sono riusciti, grazie ai rimedi del dottor Bach, a superare molte situazioni traumatiche: alcuni animali erano stati dati per "spacciati" e invece si sono ripresi con il "Rescue Remedy" che, pur non essendo una panacea per gli uomini, è il più usato per entrambi i soggetti. Il dosaggio normale è di 4 gocce diluite in acqua o latte o spruzzate sul cibo per gli animali domestici e 10 gocce in un secchio d'acqua o 4 su una zolletta di zucchero per quelli di taglia più grande. Per le piante, in genere si impiegano 10 gocce di "Rescue Remedy" (e 10 di *Crab Apple*, se è necessaria una purificazione) in circa 5 litri di acqua.
Per capire quali siano i rimedi necessari ai vostri animali, cercate di mettervi nei loro panni e pensate a come vi sentireste se vi stesse accadendo quello che accade loro. Esaminate accuratamente eventuali segni quali la coda tra le zampe, un atteggiamento di grande paura o timidezza (in tal caso, in aggiunta al "Rescue Remedy", è necessario *Mimulus*). Un gatto sempre acciambellato su una sedia che, se spostato, trova presto un altro luogo in cui accoccolarsi e che non ama uscire, ha bisogno di *Clematis* e *Wild Rose*. Una mucca molto docile (*Centaury*), che fissa il vuoto ed è molto sonnolenta ha bisogno di *Clematis* e *Wild Rose*. Un toro, che invece è più aggressivo e controlla perfettamente il suo territorio, per i suoi eccessi trarrà beneficio dalla somministrazione di *Vine*, *Chicory* e forse *Cherry Plum*.
Nora Weeks era solita dire che il rimedio tipologico adatto a gran parte dei gatti è *Water Violet*, data l'indipendenza e la necessità di andare per i fatti propri senza interferenze o coinvolgimenti che ne è tipica. Un cane che ringhia a chiunque si avvicini alla casa o al padrone avrà bisogno di *Chicory* per l'eccessiva possessività e di *Holly* per la gelosia e la sospettosità.
Una pianta che è stata accidentalmente sradicata ha bisogno di qualche goccia di "Rescue Remedy", ma anche di *Walnut*, se deve essere trapiantata; tutte le piante, comunque, traggono beneficio dalla somministrazione di "Rescue Remedy" e di *Crab Apple*, che fungono da tonico naturale.

Uno dei lettori del "Bach Remedy Newsletter" ha scritto al giornale sostenenendo che l'aggiunta di entrami questi rimedi all'acqua dell'innaffiatoio fa letteralmente sparire le macchie scure dalle rose. Applicata su un ramo o su un tronco danneggiato, la crema al "Rescue Remedy" favorisce la rimarginazione della ferita.
(Nota: Per quanto riguarda la prescrizione dei rimedi floreali di Bach alle piante e agli animali, vedere anche pagg. 34-36.)

9
Il metodo Bach e gli altri metodi alternativi

La semplicità

Lo slogan del dottor Bach era senza dubbio "semplicità". Molti, tuttavia, ne fraintendono il significato, ritenendola sinonimo di "insignificante" o "infantile" e per convincere gli altri della necessità di un nuovo e più moderno metodo di prescrizione preferiscono usare termini quali "intuizione profonda" o "interpretazione geniale": in realtà, nulla potrebbe essere più lontano dalla verità. Il dottor Bach predisse che il suo metodo sarebbe stato la "medicina del futuro", un potenziale che soltanto oggi si comincia a capire a fondo: chiunque affermi che è superato o necessita di qualche aggiornamento, quindi, si sbaglia. Sebbene si siano diffuse nuove malattie e le condizioni di vita siano cambiate – come è successo molte altre volte nella storia della società – *la natura umana rimane sempre la stessa*: l'uomo continua a provare paura e odio, a mostrare impazienza e risentimento, a sentire disperazione e infelicità proprio come è sempre accaduto da quando l'umanità esiste. La nostra salute fisica dipende dal modo in cui affrontiamo le diverse circostanze della vita: un atteggiamento negativo ha ripercussioni sia sul nostro corpo sia sugli eventi che ci coinvolgono. I 38 rimedi scoperti dal dottor Bach, quindi, sono adatti per tutte le epoche: la *paura* dell'Aids, oggi, non è molto diversa dalla *paura* della difterite negli anni Trenta.
Il dottor Bach, senza dubbio, era dotato di un intelletto molto fine. Per lui la semplicità significava la visione più pura, il nucleo di ogni perfezione e comprensione, scevro da qualsiasi complessità dogmatica.
I brani riportati qui di seguito, scritti da Nora Weeks e altri collaboratori e pubblicati sul "Newsletter", hanno lo scopo di confermare la necessità di difendere il metodo originale messo a punto dal dottor Bach e ciò non per miopia, possessività o grettezza, come molti pensano, ma semplicemente per rispettare il desiderio espresso dal dottor Bach stesso, una sacra eredità che i suoi successori si sono impegnati a proteggere e difendere.

"Prima di morire, il dottor Bach ci disse che molti avrebbero voluto aggiungere altri rimedi a quelli da lui scoperti o cambiare e complicare il metodo da lui messo a punto e ci chiese di mantenerne la semplicità, che avrebbe consentito a chiunque avesse compassione e capacità, di usarli senza pericolo. Disse: 'Anche se questo metodo è la medicina del futuro e si diffonderà in tutto il mondo, continuate a vivere in modo semplice, che è il vero modo di vivere'.
Così viviamo ancora nella casetta di mattoni rossi in fondo al viottolo; laviamo, cuciniamo e curiamo il giardino con le nostre mani. Eppure persone di tutto il mondo vengono da noi per sapere di più del dottor Bach e dei rimedi floreali" (*Nora Weeks*).

"Ci è stato detto che siamo troppo semplici. Ma noi ne siamo felici perché la vita vera è semplice e può essere descritta con parole altrettanto semplici: sii gentile, non ferire gli altri, sii felice. Ricordiamo a questo proposito anche quello che diceva il dottor Bach del proprio lavoro: 'Non lasciate che la semplicità di questo metodo vi induca a rinunciarvi, perché più si approfondisce la nostra conoscenza del creato, più ci si rende conto della sua suprema semplicità'" (*Nora Weeks*).

"Gli amici hanno espresso più volte nel corso degli anni la loro preoccupazione per i vari tentativi di attentare alla semplicità del metodo del dottor Bach e ci hanno chiesto quali misure intendessimo adottare. Sappiamo da tempo di questi tentativi, numerosi e diversi. Se vi avessimo ceduto, la divina semplicità del lavoro del dottor Bach sarebbe andata distrutta da tempo.
Il dottor Bach aveva già previsto e parlato di tutto questo. Nell'ottobre del 1936, un mese prima di morire, mi scrisse: 'Quest'ultimo episodio, di cui è stato protagonista D.M.W., non viene solo per nuocere. È infatti una prova del valore del nostro lavoro; il tentativo di snaturarlo è molto più pericoloso del tentativo di distruggerlo. Il genere umano ha chiesto a Dio il libero arbitrio, che gli è stato concesso, e da allora ha sempre avuto la possibilità di scegliere. Non appena un maestro affida la sua opera al mondo, ne compare una versione travisata. È successo anche agli umili come noi, che abbiamo lavorato per il bene dei nostri consimili, e anche al migliore di tutti, Cristo. Il travisamento deve esistere perché all'uomo sia dato di scegliere tra l'oro e il ciarpame...'" (*Victor Bullen*).

"Abbiamo saputo che alcuni preparano i rimedi floreali con il metodo radionico e magneto-geometrico e sostengono che sono altrettanto efficaci quanto

quelli originali. Non possono però essere definiti 'rimedi del dottor Bach', perché le apparecchiature inventate dall'uomo non possono certo migliorare l'opera della natura che interviene nella loro preparazione secondo il metodo Bach.
La natura si vale dell'opera del sole, dell'acqua e della terra insieme ai fiori selvatici *pieni di vita*: le piante crescono e traggono sostentamento dal suolo che hanno scelto, all'aria aperta; il sole trasferisce la forza risanante dai fiori all'acqua raccolta nella ciotola di vetro, appoggiata nel campo in cui crescono le piante stesse. La natura fa tutto da sola: a parte raccogliere con mani rapide e delicate le infiorescenze che vengono poste su una grossa foglia per impedire che entrino in contatto con la pelle prima di farle galleggiare sull'acqua, noi non facciamo altro. Tutto il resto accade senza l'intervento dell'uomo. Quando la preparazione del rimedio è finita, le infiorescenze sono ancora fresche e piene di vita, l'acqua nella ciotola è scintillante e piena di bollicine, acqua piena di vita, ricca della forza vitale dei fiori.
Anche quando si bollono i fiori che si aprono nella prima parte dell'anno, prima cioè che il sole abbia raggiunto forza sufficiente, non c'è altra interferenza dell'uomo dopo la raccolta. I fiori selvatici usati dal dottor Bach per preparare i suoi 38 rimedi appartengono a specie degli ordini superiori: la natura stessa fa crescere gli alberi o le piante su cui fioriscono senza l'interferenza dell'uomo o della sua scienza. Provvede a che ogni specie cresca nel terreno che più le è adatto, fiorisca al momento giusto, sia dissetata dalla sua pioggia e portata alla perfezione dai raggi del sole.
Si paragoni tutto ciò alla preparazione per radioestesia o attraverso altri metodi, in una stanza chiusa, lontana dal sole e dall'aria, senza i fiori. Manca la componente vitale: è evidente. Si dice che i metodi moderni, le tecniche più sofisticate, debbano prendere il posto dei vecchi semplici metodi. Ma la natura non cambia. Rimane sempre la stessa, che sia ieri o oggi" (*Nora Weeks*).

"Alcuni hanno difficoltà ad accettare la semplicità del metodo Bach. Recentemente, per esempio, si è detto che le gocce della Tintura Madre dovrebbero essere in numero proporzionale alla dimensione della boccetta e del contagocce in cui le si diluisce: se si parlasse di statistica, si potrebbe anche accettare una simile obiezione, ma si tratta di tutt'altro... il metodo Bach non si basa su calcoli e analisi.
Le uniche semplicissime regole sono: aggiungere almeno 2 gocce di Tintura Madre per una quantità d'acqua fino a 30 ml e prenderne 4 gocce minimo 4 volte al giorno, indipendentemente dalla dimensione della boccetta.
È importante che non si stabilisca ciò che è giusto e ciò che è sbagliato sulla base di un'interpretazione molto personale dei rimedi del dottor Bach: si potrebbe generare un'inutile confusione, di cui rimarrebbero vittime soprattutto

i meno esperti e i più suggestionabili. È meglio, invece, lasciarsi guidare dall'opera che è riuscita a sopravvivere intatta per cinquantacinque anni e, per ulteriori informazioni, leggere il foglietto delle istruzioni" (*John Ramsell*).

"Sebbene il metodo Bach non esista da un numero sufficiente di anni da aver dato origine a una serie di convinzioni o detti popolari, nei seminari e nei corsi si fanno affermazioni errate che provocano un certo timore in chi le ascolta. Una di esse è quella secondo la quale se due boccette aperte rimangono fianco a fianco si contaminano reciprocamente; un'altra è che se la lingua entra inavvertitamente in contatto con il contagocce influisce negativamente sul rimedio rimanente. Spesso ci viene chiesto di confermare il fatto che una boccetta contenente la Tintura Madre diluita può essere riempita di brandy ogni volta che se ne prelevano le canoniche 2 gocce, senza che il rimedio perda la sua efficacia. In realtà tutte queste affermazioni sono errate: se non vengono aperte, le boccette "stock" si mantengono per un tempo indefinito, ma aggiungervi il brandy non le rende certo "eterne", perché in questo modo le si trasformerebbe in diluizioni pronte per l'uso. Vorremmo rassicurare il pubblico anche in merito alle altre due affermazioni, che sono certamente frutto di travisazioni: tutti i rimedi "stock" hanno la stessa efficacia e si sposano perfettamente l'uno con l'altro per il semplice fatto che sono semplici e naturali e non hanno bisogno di altre definizioni oltre a quelle fornite dai testi pubblicati sull'argomento. Non prestate attenzione a chi vorrebbe imporre restrizioni facendo appello a una dubbia autorità con il solo intento di rendere complicato un metodo semplice" (*Nickie Murray*).

"Una delle principali virtù dei rimedi del dottor Bach è la loro assoluta semplicità, che tuttavia molti hanno difficoltà ad accettare. I fiori soddisfano una necessità, proprio come il cibo calma la fame. Come diceva il dottor Bach: 'Voglio renderlo semplice semplice: quando ho fame, vado nell'orto e raccolgo un cespo di lattuga; quando sono spaventato e malato, prendo una dose di *Mimulus* o di qualche altro rimedio, a seconda dei casi'" (*Jane Evans*).

"È nostro privilegio e scopo, qui a Mount Vernon, il centro che ha continuato l'opera del dottor Bach, conservarne la semplicità, come lui ci chiese di fare prima di morire nel 1936. Nel corso degli anni molti hanno suggerito di aggiungere altri rimedi, di apportare determinati cambiamenti nella loro preparazione o di applicare metodi più complessi nella loro prescrizione. Tutto ciò è prova del grande interesse che essi hanno suscitato, ma i rimedi del dottor Bach costituiscono un sistema unico e completo" (*Nora Weeks*).

"L'opera del dottor Bach è seguita da molte persone nel mondo e centinaia fra esse ci scrivono chiedendoci informazioni e aiuto, ma come tutte le novità a volte è usata in modo sbagliato. Dato che abbiamo ricevuto numerose lettere da cui si desume che i rimedi non sono sempre stati pienamente capiti, è necessario mettere in guardia i lettori da questi travisamenti.
Una donna che si interessa di spiritismo ci scrisse per dirci che, dopo aver ricevuto alcuni messaggi dall'aldilà, aveva scoperto molti altri rimedi da aggiungere a quelli del dottor Bach.
Il dottor Bach era un medico chirurgo e un batteriologo che aveva dedicato molti anni alla ricerca. Scelse soltanto le piante che non avrebbero potuto essere dannose anche se usate da persone non qualificate e per farlo attinse alle esperienze e alla ricerca di tutta la sua vita.
Per quanto efficaci possano essere altri preparati a base di erbe, non possiamo aggiungerli ai suoi, perché non sono stati sperimentati con i suoi metodi. Vi fu anche il caso di un osteopata che iniettò i rimedi, con risultati molto negativi. I rimedi del dottor Bach sono stati concepiti per essere assunti per via orale o essere usati come lozioni, non certo per essere iniettati per via intramuscolare. Attraverso il 'Newsletter' abbiamo cercato di spiegare i rimedi e il loro uso con un linguaggio molto semplice e facilmente comprensibile. Abbiamo, perciò, messo in guardia tutti gli interessati contro i prodotti spacciati per quelli del dottor Bach, di cui si consiglia un uso non conforme ai suoi metodi" (*Frances Wheeler*).

"Riguardando i vecchi numeri del 'Newsletter', a partire dagli anni Cinquanta, si vedrà che la semplicità del metodo Bach è stata sottolineata più e più volte. Ciò è stato necessario non soltanto per informare i nuovi lettori, ma anche perché gran parte di noi deve ricordare che la travisazione è molto frequente.
Più e più volte nel corso degli anni, infatti, si è tentato di complicare e distorcere il messaggio di gioia e benessere divinamente semplice lasciato in eredità all'uomo dal dottor Bach. Ecco perché ripresentiamo un brano tratto da *I dodici guaritori e altri rimedi* pubblicato anche nel primo numero del 'Newsletter', nel marzo del 1950: 'C'è poco altro da dire, perché il lettore intelligente saprà già tutto questo; spero che vi sia un sufficiente numero di menti scevre dall'influenza della scienza che sappiano usare questi doni di Dio per alleviare il dolore e avere la benedizione di tutti coloro che li circondano'.
È sorprendente che ciò sia stato scritto da un medico con una conoscenza tutt'altro che superficiale dei metodi scientifici. Nell'introduzione a *I dodici guaritori*, il dottor Bach scrive: 'Non è necessaria nessuna scienza, nessuna conoscenza particolare, a parte i semplici metodi qui descritti; da questi doni mandati da Dio trarranno beneficio coloro che li manterranno così come so-

no, che non li contamineranno con la scienza e le teorie, perché nella natura tutto è semplice'.
E così è avvenuto, sono accadute cose meravigliose e molti sono guariti seguendo queste semplici istruzioni" (*Nora Weeks, Victor Bullen*).

Cosa si può pensare dei vari altri metodi di prescrizione dei rimedi del dottor Bach?

È di fondamentale importanza che il metodo di prescrizione e somministrazione dei rimedi floreali di Bach sia capito completamente e accettato da tutti come l'*unico* metodo. Il giusto metodo di prescrizione è quello messo a punto dal dottor Bach, fondato sull'intuizione e sulla semplice conoscenza dei rimedi e dei corrispondenti stati d'animo. È risaputo che vi sono *esperti* di vario genere che ottengono risultati positivi prescrivendo i rimedi con il "pendolino", con le carte astrologiche o altro ancora. Pur riconoscendo che ciò che interessa sono proprio i buoni risultati raggiunti, tuttavia il problema è che queste persone si entusiasmano a tal punto delle proprie convinzioni e interpretazioni da perdere di vista la concezione del dottor Bach e da pensare che i rimedi siano parte integrante del *proprio* lavoro, invece di riconoscere che essi costituiscono un sistema completo e a sé stante che offre loro, per così dire, un'ottima risposta terapeutica alle proprie attività diagnostiche.
Non si finirà mai di sottolineare abbastanza l'importanza e l'impegno di rispettare l'originario metodo di prescrizione del dottor Bach: se infatti si permette che altre interpretazioni (per quanto convincenti possano apparire) si sovrappongano alla procedura originaria, le fondamenta del lavoro del dottor Bach incomincerebbero a cedere. In più di una circostanza egli espresse chiaramente il desiderio di mantenere il metodo inalterato *nella sua semplicità*: un appello, ancora oggi rinnovato, a tutti coloro che rispettano il suo nome perché contribuiscano a difendere il patrimonio da lui lasciato in eredità.

Con l'introduzione di un così gran numero di imitazioni (provenienti soprattutto dagli Stati Uniti) come si può essere certi di acquistare i rimedi originali? In alcuni negozi sono in vendita rimedi già diluiti e pronti per l'uso.

Innanzitutto occorre verificare che sull'etichetta vi sia la riproduzione della firma del dottor Bach e l'indirizzo del Bach Centre. Vi sono distributori autorizzati in molti paesi (vedere l'elenco a pag. 109) che, se la legge lo richiede, devono aggiungere il proprio nome sull'etichetta. *La boccetta in cui è diluito il rimedio "stock" dovrebbe essere preparata soltanto quando la richiede un cliente o un paziente; non è giusto che sia preparata in precedenza e venduta come rimedio Bach*

originale. In Gran Bretagna, una boccetta di rimedio "stock" da 7,5 ml costa approssimativamente una sterlina e mezza; in questo modo, trasformandola in 45 boccette contenenti ciascuna 2 gocce dell'originario rimedio, si ha una grande speculazione. Occorre verificare, perciò, che sul flacone vi sia un'etichetta con le suddette caratteristiche: tutte le altre sono solo imitazioni.
(Nota: I rimedi floreali del dottor Bach e il "Rescue Remedy" sono marchi depositati e non possono essere venduti in confezioni diverse dall'originale.)

Perché non si trovano in commercio i rimedi in forma di pastiglie?

Il dottor Bach, in quanto esperto omeopata, avrebbe scelto quella forma se l'avesse ritenuta la più adatta. Invece preferì la forma liquida, che consente di associare più facilmente i diversi rimedi diluendo 2 gocce di ciascun rimedio nell'acqua di una sola boccetta da 30 ml, da cui poi si prelevano 4 gocce per almeno 4 volte al giorno. Se invece i rimedi fossero in vendita in forma di compresse, bisognerebbe prenderne 2 o 3 da boccette *diverse* ogni giorno e sarebbe piuttosto scomodo. Inoltre, in forma liquida i rimedi possono anche essere applicati esternamente, quando è necessario. Bisogna ammettere che così possono creare problemi a chi ha difficoltà a maneggiare cucchiai e boccette (per esempio i ciechi, gli anziani, chi soffre di morbo di Parkinson) o in particolari occasioni che richiedono discrezione. Chi avesse problemi di questo genere può rivolgersi all'azienda che fornisce il "Rescue Remedy" (e solo esso) in forma di compresse (A. Nelson & Co. Ltd., 5 Endeavour Way, Wimbledon, London SW19 9UH).

Una persona che prescrive i rimedi del dottor Bach con l'aiuto del "pendolino" recentemente mi ha consigliato di prendere 10 gocce di* Walnut, *4 di* Larch *e 2 di un altro rimedio... il suo è un nuovo metodo di prescrizione?

Non è affatto un nuovo metodo. Il dottor Bach stabilì che si dovevano somministrare 2 gocce di ogni rimedio diluite in 30 ml di acqua: prenderne di più non farebbe male, ma sarebbe solo uno spreco. Non si ottengono effetti maggiori prendendo un intero flacone di un determinato rimedio non diluito piuttosto che 2 gocce diluite in un bicchiere d'acqua. Un dosaggio superiore a quest'ultimo, quindi, *non produce effetti più evidenti*. Le "innovazioni" suggerite nella domanda sono, in quanto tali, del tutto sbagliate e fuorvianti.
Si è già detto, rispondendo alla domanda di pag. 100, che chi ha l'innata capacità di usare bene il pendolino ha ottenuto buoni risultati, ma vi sono anche molte persone che, non essendo particolarmente esperte, ritengono di doversi affidare a questo mezzo per trovare conferma alle proprie prescrizioni.

A questo proposito, però, ci si potrebbe chiedere quale rimedio sceglierebbero se il pendolo indicasse la necessità di somministrare rimedi diversi da quelli scelti in un primo momento. E cosa succederebbe se, per avere un consiglio in merito ai rimedi più adatti, ci si rivolgesse a qualcuno che interpreta i movimenti del pendolo in un altro modo, consigliando rimedi del tutto diversi (come accade spesso, abbiamo sentito dire)? Per ovviare a tutto ciò, i principianti dovrebbero imparare a fondo il metodo Bach: la scelta dei rimedi più adatti risulterebbe automatica e non comporterebbe tante difficoltà e dubbi. Sarebbe certamente meglio che lasciarsi condizionare da suggerimenti contrastanti che sono all'origine di molti errori non necessari e che non hanno alcuna utilità né per la crescita personale di chi sta muovendo i primi passi, né per quella di chi vi fa affidamento per riuscire a superare le proprie difficoltà.
(Un aspetto interessante: i principianti che sentono la necessità di trovare conferma delle proprie scelte perché non hanno fiducia nelle proprie capacità hanno certamente bisogno di *Cerato*!)

Devono essere scoperti ancora altri rimedi?

Come si è già più volte detto in precedenza, i rimedi floreali del dottor Bach non hanno bisogno di ulteriori integrazioni.

Che rapporto esiste tra le altre essenze floreali e le scoperte del dottor Bach?

Non si è mai fatto mistero dell'origine delle scoperte del dottor Bach: nel 1964 Nora Weeks e Victor Bullen, infatti, pubblicarono un libro in cui si descrivono apertamente le piante di cui si utilizzano i fiori e i metodi usati per estrarre i rimedi. L'intenzione era di fornire a coloro che lo desiderassero i mezzi per prepararli da sé, per il proprio uso personale. Prima di morire, però, Nora Weeks ritirò dalla circolazione quel libro perché temeva che fosse sfruttato commercialmente.
Il dottor Bach usava due metodi per preparare i suoi rimedi: quello della bollitura, per le piante o gli alberi che fioriscono all'inizio dell'anno, quando il sole è ancora debole, e quello del sole – inventato dal dottor Bach – per le piante che fioriscono nelle stagioni calde. Dopo aver scoperto le proprietà terapeutiche di un particolare fiore, egli cercò il modo di estrarle, ma si rese conto che non poteva usare il fiore intero. Con il crescente acuirsi della sua sensibilità di sensitivo (era in grado di assorbire le proprietà della pianta semplicemente mettendo un petalo sulla lingua o sul palmo della mano), intuì che una goccia di rugiada, essendo rimasta sull'infiorescenza al sole per qual-

che minuto, ne assimilava le proprietà e che, in altre parole, per mezzo del sole avveniva il trasferimento della forza vitale dal fiore alla rugiada. Il dottor Bach incominciò allora a raccoglierne le gocce, che costituivano già un vero e proprio rimedio, tuttavia capì che questa tecnica richiedeva troppo tempo e che doveva trovarne una più pratica. Fu allora che visualizzò nella sua mente l'immagine di una grossa goccia di rugiada: una ciotola di vetro trasparente colma di acqua pura di sorgente sulla cui superficie galleggiassero le infiorescenze, da lasciare al sole per 3 ore il più vicino possibile alla pianta da cui erano state raccolte. Come la goccia di rugiada, anche l'acqua di sorgente assimilava le proprietà terapeutiche della pianta... nacque così il metodo Bach, unico nel suo genere.

Recentemente questo sistema è stato utilizzato per estrarre le sostanze terapeutiche (in questi ultimi anni ne sono state preparate più di 500) da certe erbe medicinali di cui, di solito, si utilizzano la radice o le foglie secche per curare una vasta gamma di malattie e stati patologici e che si ritiene influiscano anche sulla psiche del paziente. Non sarebbe preciso chiamare questi preparati "essenze floreali"; in realtà si tratta di prodotti che non hanno alcun rapporto con le scoperte del dottor Bach. Esistono molti libri di erboristeria vera e propria sull'argomento, ed è ampiamente riconosciuto che le erbe sono prodotti terapeutici, e lo sono da secoli. La borragine (*Borrago officinalis*), per esempio, ha numerose proprietà – calma la febbre, combatte le affezioni polmonari, riduce i gonfiori di origine infiammatoria ecc. – e tra esse vi sarebbe anche la seguente, ripresa da un antico trattato di erboristeria (si noti lo stile antiquato con cui la si descrive): "Le foglie e i fiori di *Borrago* macerate nel vino danno gioia e contentezza a uomini e donne, scacciano la tristezza e la melanconia, come scrivono anche Diosiride e Plinio". *Il dottor Bach non tenne conto di tutto questo materiale e non scoprì certamente ciò che altri avevano già scritto molti secoli prima.*

È stata solo una coincidenza che alcune delle scoperte del dottor Bach abbiano trovato impiego in erboristeria (un esempio è la verbena, ma è evidente che l'operato del nostro grande medico non aveva nulla a che vedere con le descrizioni erboristiche). Per scoprire e preparare i suoi 38 rimedi specifici – specifici in quanto *Gorse*, tra gli altri, è indicato solo per la disperazione e ogni stato d'animo corrispondente a un particolare fiore è ben definito – il dottor Bach passò sei anni di sofferenze fisiche e psichiche.

L'ipotesi che le scoperte del dottor Bach siano oggi superate e che i nuovi sviluppi continuino laddove egli si fermò è del tutto sbagliata perché, nonostante il mutare delle condizioni di vita, la natura umana rimane sempre la stessa: l'uomo continuerà a sentire paura e odio, impazienza e risentimento, a provare disperazione e abbattimento, a perdere fiducia in se stesso e a sentirsi insicuro come ha sempre fatto fin da tempi immemori. I rimedi del dottor Bach, quindi, sono per tutti i tempi e tutti gli uomini, indipendentemente dalla nazionalità o dalle condizioni sociali. Nora Weeks, che lavorò al suo fianco per molti anni, ne divenne a pieno titolo l'erede e, in quanto tale, solo a lei spettò il diritto di scegliere, a sua volta, i propri successori. Questi ultimi continuano a portare avanti nello stesso modo l'eredità lasciatale dal dottor Bach e a loro volta sceglieranno i futuri amministratori del Bach Centre perché facciano altrettanto.

Il dottor Bach scelse le 38 piante da cui estrasse i suoi rimedi non sulla base della specie e del genere a cui appartengono, ma sulla base delle sue intuizioni. *Impatiens*, per esempio, ha fiori di due tonalità diverse: egli stabilì che soltanto quelli di una determinata sfumatura erano dotati di particolari proprietà terapeutiche. A parte alcune eccezioni – quali *Vine, Olive, Cerato* e *Rock Water* (l'unico che non è estratto dal fiore di una pianta o di un albero) – i suoi rimedi sono estratti da specie che crescono in Inghilterra. A proposito della possibilità di usare piante di provenienza differente, recentemente il Royal Botanic Gardens di Kew (un'autorità internazionale in campo botanico) ha dichiarato: "Non è consigliabile utilizzare piante provenienti da altri paesi o regioni senza aver prima controllato la variabilità genetica delle specie interessate". Questa dichiarazione conferma ciò che i successori del dottor Bach hanno sempre sostenuto. Sull'ultimo numero del "Newsletter" a cui collaborò (prima di morire nel gennaio 1978), Nora Weeks scrisse: "Invitiamo coloro che in Inghilterra intendessero estrarre da sé le essenze dei fiori di Bach a scegliere con grande cura i fiori, perché altrimenti i risultati potrebbero essere deludenti. Del pari, esortiamo chi vive in paesi diversi dall'Inghilterra a non preparare da sé le essenze, anche utilizzando fiori di piante che hanno lo stesso nome latino di quelle scelte dal dottor Bach perché, a causa della differenza di clima e suolo, non avranno certamente l'effetto desiderato".

Qualcuno ha suggerito che, prima di procedere alla preparazione delle Tinture Madre, sarebbe necessaria la meditazione. In che modo?

Molti operatori del Bach Centre, prima o poi, hanno fatto i "buoni samaritani", aiutando qualche componente della propria famiglia o qualche estraneo che si trovava in condizioni di bisogno... e provando il grande piacere di dare, la gioia di vedere il viso rugoso di un anziano illuminarsi di gratitudine o gli occhi di un bambino brillare di contentezza a Natale: una sensazione tutta speciale. Nora Weeks, Victor Bullen e, allo stesso modo, i loro attuali successori hanno sempre considerato la natura come una grande dispensatrice di doni che, sorridendo, di anno in anno offre preziosi tesori per i quali, come l'anziano o i bambini dell'esempio, provano una profonda gratitudine. In quest'ottica, perciò, non si comprende perché, prima di preparare i rimedi, sia necessario "mettersi nello stato d'animo adatto con la meditazione"... come i

mistici, forse? È forse necessario prepararsi in qualche modo prima di ringraziare o di offrire una preghiera al proprio Creatore? È sufficiente un pensiero sincero, così come è sufficiente richiamare alla mente un ricordo piacevole o l'immagine del suo volto per sentirsi vicini a un parente lontano. È un sentimento simile a quello che si prova per gli altri – anche se si tratta di estranei – quando non vi sono disagi o tensioni a guastare l'atmosfera. Queste sono le *qualità naturali* che contribuiscono a creare un rapporto o un legame immediato tra tutte le anime, quale che sia la forma che hanno assunto nella creazione. Il legame con la vita vegetale nasce da questa qualità innata.
Allora, quando tutto è come dovrebbe essere – il clima, la fase della fioritura – il Bach Centre si mette al lavoro: il conforto di una giornata di sole e l'avventurarsi in aperta campagna per continuare l'opera di un grande uomo induce automaticamente il "giusto stato d'animo". Nulla è dato per scontato, perché senza i preziosi doni che è un privilegio poter raccogliere non esisterebbero i rimedi floreali del dottor Bach. Per questo basta non dimenticarsi di dire: "Grazie".

Postscriptum: A causa del proliferare di centinaia di "essenze floreali" preparate con il "metodo del sole" messo a punto dal dottor Bach e quindi associate in qualche modo al suo nome, è stato necessario proteggere legalmente il marchio Bach per garantire la purezza e la genuinità dei prodotti realizzati secondo le sue indicazioni. Tutti i rimedi del dottor Bach sono assolutamente innocui, come si è visto in cinquantacinque anni di vasto impiego durante i quali non si è mai verificato nessun fenomeno negativo. Da molte piante si possono estrarre preparati medicinali soltanto avendo una certa esperienza e conoscenza dei metodi dell'erboristeria e dell'omeopatia; senza questi requisiti si può correre qualche rischio, soprattutto con piante quali la belladonna, l'euforbia, il senecio e la giunchiglia.
Quest'ultima è citata in *A Modern Herbal* (M. Grieve): "... i fiori sono leggermente velenosi e pare che provochino effetti negativi sui bambini"; tuttavia, in un particolare paese li si utilizza "... per bambini difficili molto sensibili alle tensioni familiari".
Chiunque abbia rispetto per il dottor Bach si renderà certamente conto di quanti effetti negativi possa avere per il suo prestigio il fatto che il suo nome sia associato ad attività del genere. I malesseri che potrebbero provocare queste sostanze metterebbero sicuramente in cattiva luce, agli occhi delle autorità, il metodo con cui simili essenze vengono estratte, nonché il suo inventore e i suoi meravigliosi rimedi.

10
Letture consigliate e altre informazioni utili

Questo libro consente una buona comprensione di base dei principi e della pratica del metodo Bach: il principio ispiratore è la "semplicità". Non essendo particolarmente complesso, non richiede molti approfondimenti. Per una più completa conoscenza del metodo Bach sono tuttavia consigliate le seguenti letture*.

E. Bach, *I dodici guaritori e altri rimedi*
(Ipsa, Palermo, 1991; ed. orig. *The Twelve Healers and Other Remedies*).
Scritto dal dottor Bach stesso, questo piccolo volume spiega in modo chiaro e semplice gli stati d'animo e le emozioni che corrispondono a ogni rimedio. Il titolo, *I dodici guaritori*, può confondere chi ignora che esso è rimasto invariato sin dalla prima edizione, quando cioè il dottor Bach non aveva ancora messo a punto un metodo completo: in realtà vi sono trattati tutti i 38 rimedi. Semplice e conciso, è l'opera essenziale per chiunque voglia conoscere a fondo il metodo Bach.

E. Bach, *Guarisci te stesso*
(Ipsa, Palermo, 1991; ed. orig. *Heal Thyself*).
In quest'opera il dottor Bach presenta la sua filosofia e, pur non trattando specificamente dei rimedi, aiuta a comprendere come agiscono e descrive quella che, secondo lui, è la vera causa della malattia. Per l'eleganza dello stile, è una lettura veramente piacevole.

Nora Weeks, *Medical Discoveries of Edward Bach Physician.*
È la biografia del dottor Bach, scritta da colei che gli succedette e che, insieme a Victor Bullen, dedicò tutta la sua vita all'opera del maestro e compagno. Segue il dottor Bach nella sua carriera di medico, batteriologo e omeopata, non-

---

* Tutti i libri qui elencati in edizione originale inglese sono pubblicati in Gran Bretagna dalla C.W. Daniel Co., Saffron Walden, Essex, tranne quelli contrassegnati con •, che sono editi dal Bach Centre.

ché di innovatore e ideatore di un metodo di cura rivoluzionario. Capire la storia del metodo, a partire dalle sue origini, permette una conoscenza più approfondita e significativa dei rimedi che esso propone.

The Original Writings of Edward Bach, redatto sulla base degli archivi del Bach Centre.
È una delle pubblicazioni più recenti. Offre ai lettori la possibilità di leggere gli scritti più ispirati e interessanti del grande floriterapeuta britannico. Nel corso della sua carriera di medico, dapprima, e successivamente negli anni in cui scoprì il metodo di cura che lo rese famoso, il dottor Bach scrisse molti testi e documenti, dando alle fiamme però, man mano che precisava la sua scoperta, quelli del periodo precedente o riscrivendo le descrizioni di alcuni rimedi per non confondere i lettori. Fu per suo espresso desiderio che le vecchie descrizioni o annotazioni non furono mai pubblicate. Questo libro, redatto con grande cura e rispetto, raccoglie anche i profili che di lui scrissero amici e colleghi e alcune fotografie, suscitando nel lettore la sensazione di "conoscere" il dottor Bach di persona.

Nora Weeks e Victor Bullen, *The Bach Flower Remedies - Illustrations and Preparation*.
Pubblicato per la prima volta nel 1964, fu però ritirato dal mercato su richiesta di Nora Weeks, nel 1977, a causa del cattivo uso che ne fecero alcuni. È con grande piacere che ora il Bach Centre ripresenta un'opera che consentirà al lettore di essere partecipe delle conoscenze e dell'esperienza di Nora Weeks e Victor Bullen, gli eredi del dottor Bach.

Philip M. Chancellor, *I fiori di Bach*
(Armenia, Milano, 1991; ed. orig. *Handbook of the Bach Flower Remedies*).
Sebbene sia stato scritto da Philip Chancellor, questo libro riporta le descrizioni dei rimedi redatte da Nora Weeks in occasione della pubblicazione del "Bach Remedy Newsletters". Alla descrizione di ogni rimedio si accompagnano numerosi esempi che aiutano il principiante a capirne l'applicazione. È un'opera completa e molto utile per una più approfondita comprensione.

T.W. Hyne-Jones, *Dictionary of the Bach Flower Remedies*.
Versione ridotta della precedente opera, descrive in modo sintetico gli stati d'animo positivi e negativi connessi a ciascun rimedio. Essendo molto conciso, è particolarmente utile come libro di rapida consultazione.

Judy Howard, *The Story of Mount Vernon* •.
Descrive l'attività degli eredi e successori del dottor Bach che, dopo la sua morte, avvenuta nel 1936, ne proseguirono l'opera e può quindi essere considerato una sorta di continuazione di *Medical Discoveries of Edward Bach Physi-*

cian. Ne sono protagonisti i devoti collaboratori del grande medico, Nora Weeks e Victor Bullen, senza i quali i rimedi del dottor Bach non sarebbero certamente sopravvissuti. È un tributo all'opera di Nora e Victor e un libro di piacevole lettura.

Jane Evans, *An Introduction to the Benefits of the Bach Flower Remedies.*
Jane Evans ha scritto molti articoli per il "Bach Remedy Newsletter" e ha frequentato per anni il Bach Centre. Con questa pubblicazione spiega al principiante come i rimedi possano diventare una vera e propria filosofia di vita.

F.J. Wheeler, *The Bach Remedies Repertory.*
Un manuale utile e conciso che molti troveranno di grande aiuto per la prescrizione. Contiene un elenco dei vari stati d'animo e dei corrispondenti rimedi. Prima di fare la scelta definitiva, però, si consiglia un confronto anche con *I dodici guaritori e altri rimedi.* Non può essere utilizzato come unica opera di riferimento per la floriterapia, ma è un utile strumento di consultazione complementare.

The Bach Remedy Newsletter •.
Rivista quadrimestrale pubblicata dal Bach Centre di Sotwell nei mesi di aprile, agosto e dicembre. Ogni numero contiene la descrizione particolareggiata di un determinato rimedio e ulteriori approfondimenti di altri aspetti dell'opera del dottor Bach, esempi ed estratti degli scritti del grande medico, nonché dati e aggiornamenti. Fornisce molte informazioni di carattere pratico e teorico e consente di mantenere un legame con il Bach Centre.

Gli indirizzi dei distributori autorizzati e altre informazioni utili

Australia
Martin & Pleasance Pty. Ltd., P.O. Box 2054, Richmond, Vic. 3121, Australia
(tel. 427 7422)

Belgio
Aquila PVBA. Ch. de Beriotstraat 2, B-3000 Leuven, Belgium
(tel. 16 229501)

Canada
Bach (Canada), P.O. Box 2465, Peterborough, Ontario, Canada K9J 7Y8
(tel. 705-749 1894)

Danimarca
Camette, Lillebaeltsvej 47, 6715 Esbjerg, Denmark
(tel. 05-1833556)

Francia
M. Jean Revillon, "La Jonquille", 7 Route de Fournes, Escobecques, 59320 Haubourdin, France
(tel. 20076397)
M. F. Deporte, Lasserre s.a., B.P. 4, La Sableyre-Illats, 33 720 Podensac, France
(tel. 56625700)

Germania-Austria
Dottor Bach-Blüten-Essenzen-Handelsges. mbH (Bach Centre German Office, M. Scheffer), Eppendorfer Landstraße 32, D-2000 Hamburg 20
(tel. 040-461041)

Italia
Guna, via Vanvitelli, 6 - 20129 Milano
(tel. 02-7491045)
Di Leo, via Kennedy, 13 - 40069 Zola Predosa (BO)
(tel. 051-754610)

Nuova Zelanda
Weleda (N.Z.) Ltd., Box 132, Havelock North, Hawke's Bay, New Zealand
(tel. 070-777394)

Olanda-Benelux
Holland Pharma, Postbus 37, 7240 AA Lochem, Holland
(tel. 05730-2884)

Stati Uniti
Ellon (Bach USA) Inc., P.O. Box 320, Woodmere, N.Y., 11598 USA
(tel. 516 593 2206)

Svizzera
Dottor Bach-Blüten AG (Bach Centre Swiss Office) Alte Landstraße 57, CH-8700 Küsnacht
(tel. 01-9110911)

DELLA STESSA COLLANA

Alimentazione

Stevia
L'alternativa naturale allo zucchero
Ray Sahelian, Donna Gates
120 pag. • Codice: 11637 • ***15,00 €***

Aceto di mele
L'elisir di salute per ogni giorno
Hans Peter Bleuel
112 pag. • Codice: 07974 • ***9,90 €***

Alimentazione naturale dallo svezzamento all'adolescenza
I prodotti biologici sulla tavola del bambino
Giulia Fulghesu
253 pag. • Codice: 11645 • ***19,11 €***

Cucina energetica e curativa
Per vivere più sani e più a lungo
Ferenc Holecz
344 pag. • Codice: 02166 • ***16,53 €***

Dimagrire con la dieta secondo il gruppo sanguigno
Anita Hessmann Kosaris
144 pag. • Codice: 12692 • ***11,90 €***

Il tè verde
Hu Hsiang-Fan, Marion Zerbst
104 pag. • Codice: 07966 • ***12,00 €***

Kombucha
La riscoperta di un antico rimedio orientale
Sven-Jörg Buslau, Corinna Hembd
127 pag. • Codice: 09527 • ***12,39 €***

L'alimentazione vegetariana
Ghislaine Lepetit De La Bigne, Agathe Amante
224 pag. • Codice: 9604 • ***19,11 €***

La dieta metabolica
Perdere peso senza il calcolo delle calorie
Marcello Mandatori
120 pag. • Codice: 13214 • ***13,00 €***

La dieta secondo il gruppo sanguigno
Anita Hessman Kosaris
152 pag. • Codice: 08083 • ***10,00 €***

La salute con i succhi di frutta e verdura
Cherie Calbom, Maureen B. Keane
280 pag. • Codice: 9434 • ***19,00 €***

Aromaterapia

Aromaterapia per tutti i giorni
Gli oli essenziali per la salute, per la bellezza e per la casa
Michael Kraus
128 pag. • Codice: 00694 • ***9,81 €***

Enciclopedia degli oli essenziali
Julia Lawless
324 pag. • Codice: 9523 • ***21,00 €***

Manuale di aromaterapia
Le qualità terapeutiche degli oli essenziali
Danièle Ryman
192 pag. • Codice: 7393 • ***12,91 €***

Profumi celestiali
Uso delle essenze naturali e loro azione sul corpo e sulla mente
Susanne Fischer-Rizzi
304 pag. • Codice: 01224 • ***16,00 €***

Fitoterapia

Calendula
Consigli e preparazioni per una pelle bella e sana
Sven-Jörg Buslau, Corinna Hembd
136 pag. • Codice: 11548 • ***13,00 €***

Fiori di Bach per bambini
Sigrid Schmidt
96 pag. • Codice: 14164 • ***11,90 €***

I fiori di Bach per tutti
Capire, guarire e crescere
Barbara Gulminelli
240 pag. • Codice: 13699 • ***16,00 €***

Aloe Vera
Le proprietà terapeutiche di una pianta versatile ed efficace
Julia Lawless, Judith Allan
168 pag. • Codice: 10681 • ***15,00 €***

Arnica
Un rimedio efficace per ferite, ecchimosi ed ematomi, infiammazioni, disturbi della circolazione
Angeline Bauer, René Prümmel
136 pag. • Codice: 1153X • ***12,00 €***

Decotti e tisane
Costanza Giunti
183 pag. • Codice: 12811 • ***17,90 €***

Echinacea
La pianta che stimola le difese immunitarie
Douglas Schar
152 pag. • Codice: 10665 • ***12,40 €***

Fiori di Bach
Guida illustrata (libro + CD-ROM)
Hildegard Liebl
Codice: 08075 • ***25,31 €***

Floriterapia di Bach
Corso pratico in sette giorni
Stefan Ball
184 pag. • Codice: 08288 • ***14,98 €***

Ginkgo
Elisir di lunga vita
Peter Koeler
110 pag. • Codice: 07931 • ***9,81 €***

Guarire con i fiori di Bach
Guida pratica alla floriterapia
Judy Howard, John Ramsell
130 pag. • Codice: 9396 • ***14,98 €***

Iperico
La natura contro la depressione
Sven-Jörg Buslau, Corinna Hembd
144 pag. • Codice: 09055 • ***9,81 €***

L'olio di Tea Tree
Susan Drury
80 pag. • Codice: 07133 • ***13,90 €***

Le 100 erbe della salute
Fabio Firenzuoli
320 pag. • Codice: 09772 • ***18,08 €***

Le alghe per la salute
Proprietà terapeutiche e nutrizionali dell'alga Klamath
Karl J. Abrams
272 pag. • Codice: 07117 • ***18,08 €***

Le erbe curative
Guida fondamentale alle proprietà terapeutiche dei farmaci naturali
Michael Castleman
480 pag. • Codice: 9159 • ***30,47 €***

Le piante da bere
Piergiorgio Chiereghin
144 pag. • Codice: 09322 • ***13,00 €***

Manuale di fitoterapia per i meno giovani
Anna Vigoni Marciani
168 pag. • Codice: 00120 • ***12,91 €***

Il Metodo Kousmine

Il metodo Kousmine
Alimentazione sana, apporto di vitamine e minerali, igiene intestinale, implicazioni psicologiche
Association Médicale Kousmine Internationale
180 pag. • Codice: 9213 • ***13,00 €***

La salute a tavola
90 ricette secondo il metodo Kousmine
Alain Bondil, Marion Kaplan
216 pag. • Codice: 694X • ***12,91 €***

BUONO D'ORDINE

da compilare, ritagliare e spedire in busta chiusa a:
tecniche nuove spa, divisione libri - via Eritrea 21, 20157 Milano

LI 11 ISBN 1693-0

N. COPIE	CODICE	TITOLO	PREZZO

Spedite all'indirizzo sotto indicato, all'attenzione di: ....

Modalità di pagamento

☐ **Contrassegno** + 7,00 € spese di spedizione

☐ **Carta di credito** + 5,00 € spese di spedizione ☐ **VISA** ☐ **CartaSI** ☐ **MasterCard**

☐ **Bonifico bancario** + 5,00 € spese di spedizione • IBAN IT 58 M 02008 01622 0000 30 100 247 (ALLEGARE FOTOCOPIA)

N° ☐☐☐☐☐☐☐☐☐☐☐☐☐☐☐☐ scadenza ☐☐/☐☐

Ragione sociale ....

Indirizzo ....

Cap.................... Comune.................... Prov....................

Tel.................... Fax .... E-mail ....

Firma .... Data ....

Ai sensi del D. Lgs 196/03 garantiamo che i dati forniti saranno da noi custoditi e trattati con assoluta riservatezza e utilizzati esclusivamente ai fini commerciali e promozionali della nostra attività. I Suoi dati potranno essere altresì comunicati a soggetti terzi per i quali la conoscenza dei Suoi dati risulti necessaria o comunque funzionale allo svolgimento dell'attività della nostra Società. Il titolare del trattamento è: Tecniche Nuove S.p.A. – Via Eritrea, 21 – 20157 Milano. Al titolare del trattamento Lei potrà rivolgersi, mediante il numero **02 39090349** per far valere i Suoi diritti di rettificazione, cancellazione, opposizione a particolari trattamenti dei propri dati, esplicitati all'art. 7 D. Lgs 196/03.

per ordini via fax: 0239090373 • per ordini online: www.tilibri.com

tecniche nuove
www.tecnichenuove.com

Via Eritrea 21, 20157 Milano - Tel. 0239090440 - Fax 0239090373
e-mail: vendite-libri@tecnichenuove.com